U0221426

溃疡性结肠炎和
克罗恩病患者
良好生活方式 99 要点

主　编◎沈　骏　童锦禄　乔宇琪　王天蓉　徐锡涛

副主编◎陈　叶

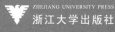
ZHEJIANG UNIVERSITY PRESS
浙江大学出版社
·杭州·

图书在版编目(CIP)数据

溃疡性结肠炎和克罗恩病患者良好生活方式99要点 /
沈骏等主编;陈叶副主编.— 杭州:浙江大学出版社,
2023.12
ISBN 978-7-308-24385-8

Ⅰ.①溃… Ⅱ.①沈… ②陈… Ⅲ.①溃疡-结肠炎
-防治②克罗恩病-防治 Ⅳ.①R574.62

中国国家版本馆 CIP 数据核字(2023)第 208509 号

溃疡性结肠炎和克罗恩病患者良好生活方式99要点

主　编　沈　骏　童锦禄　乔宇琪　王天蓉　徐锡涛
副主编　陈　叶

责任编辑　张　鸽(zgzup@zju.edu.cn)
责任校对　季　峥
封面设计　续设计-黄晓意
出版发行　浙江大学出版社
　　　　　(杭州市天目山路 148 号　邮政编码 310007)
　　　　　(网址:http://www.zjupress.com)
排　　版　杭州晨特广告有限公司
印　　刷　浙江省邮电印刷股份有限公司
开　　本　880mm×1230mm　1/64
印　　张　6.6875
字　　数　150 千
版 印 次　2023 年 12 月第 1 版
　　　　　2023 年 12 月第 1 次印刷
书　　号　ISBN 978-7-308-24385-8
定　　价　59.00 元

ISBN 978-7-308-24385-8

9 787308 243858 >

《溃疡性结肠炎和克罗恩病患者良好生活方式 99 要点》编委会

冯　琦　上海交通大学医学院附属
仁济医院　放射科

贺　薇　上海交通大学医学院附属
仁济医院　病理科

陆君涛　上海交通大学医学院附属
仁济医院　消化内科

乔宇琪　上海交通大学医学院附属
仁济医院　消化内科

沈　骏　上海交通大学医学院附属
仁济医院　消化内科
上海交通大学医学院附属
仁济医院　宝山分院　消
化内科

沈奕茗　上海交通大学医学院

孙　颖　上海交通大学医学院附属
仁济医院　消化内科

童锦禄　上海交通大学医学院附属
仁济医院　消化内科

王天蓉　上海交通大学医学院附属
　　　　仁济医院　消化内科
吴晓蓉　上海交通大学医学院附属
　　　　仁济医院　护理部
　　　　上海交通大学医学院附属
　　　　仁济医院　宝山分院　护
　　　　理部
吴依霖　上海交通大学医学院
徐锡涛　上海交通大学医学院附属
　　　　仁济医院　消化内科
杨艳秋　上海交通大学医学院附属
　　　　仁济医院　宝山分院　科
　　　　教办公室
姚蕴韬　上海交通大学医学院
钟睿骐　上海交通大学医学院
朱明明　上海交通大学医学院附属
　　　　仁济医院　消化内科

朱　琦　上海交通大学医学院附属
　　　仁济医院　消化内科
　　　上海交通大学医学院附属
　　　仁济医院　宝山分院　消
　　　化内科

前　言

当今社会，人们的生活方式不断发生变化，生活节奏显著加快，炎症性肠病的发病率也逐年升高。而溃疡性结肠炎和克罗恩病作为炎症性肠病两种常见类型，给病友的生活、工作带来了诸多不便和挑战，也严重影响病友的身体健康、心理状态。

然而，我们相信，无论面对什么样的健康挑战，都需要以积极的生活方式和方法帮助病友管理和控制疾病、提高生活质量，并促进机体康复和愈合。《溃疡性结肠炎和克罗恩病患者良好生活方式99要点》旨在为溃疡性结肠炎和克罗恩病病友及其家人提供有关如何拥有良好生活方式的 99 个要点，从而更好地管理和控制疾病。

上海交通大学医学院附属仁济医院消化科炎症性肠病团队希望通过本书，能够加强病友及家属对疾病的认知，了解溃疡性结肠炎和克罗恩病的病因、症状、诊断方法以及对病友日常生活、工作的影响；合理理解医学治疗和疾病的当前治疗方法，了解药物治疗、手术干预和其他替代疗法的优缺点，并与医生密切合作；为病友提供关于饮食的建议和指导，使他们了解哪些食物可以促进康复，哪些食物可能引发症状；帮助病友建立健康的心理，提供减压技巧和应对策略，帮助病友面对挑战并保持积极的心态；介绍适合病友的运动方式，以及如何在疾病的限制下进行身体锻炼，增强体质和减轻症状；管理就业与社交，探讨如何平衡工作与治疗，提供解决方案来减少疾病对社交生活的影响。

　　我们衷心希望本书能够为溃疡性结肠炎和克罗恩病病友及其家人提供一些实用的建议和支持，帮助他们摆脱疾病造成的困扰，以积极、乐观的态度面对生活。我们鼓励病友与医生、专业人士和其他疾病病友合作，共同打造一个积极、健康的未来。

　　祝愿每位读者通过阅读本书能找到属于自己的良好生活方式，享受健康与幸福。

本书作者团队　敬上

目　录

要点 ①

炎症性肠病患者如何预防胃肠炎？

　　胃肠炎是指胃和肠道受到细菌、病毒、寄生虫、毒素或其他有害物质的感染或刺激而引起的炎症性疾病。胃肠炎患者的症状有恶心、呕吐、腹泻、腹部胀气、腹痛等，严重者还可能出现发热、脱水、血便等症状。而炎症性肠病患者在疾病的活动期也时常出现腹泻、腹部胀气、腹痛等症状。那么炎症性肠病患者是否比正常人更易发生胃肠炎？一次饮食或者着凉后腹泻，是胃肠炎还是疾病复发了呢？很多患者朋友有这样的疑问。

　　正常的排便多数为每日 1 次，一天 2～3

次或 2～3 天一次皆属于正常范围。健康的大便呈香肠样条状,质地不黏腻,颜色为黄色或者黄褐色。排出的水量每日应不超过 200 毫升。腹泻是指排便次数多于平日的频率(轻度腹泻:每日排便次数增加,且增加次数少于 4 次;中度腹泻:每日排便次数增加 4～6 次;重度腹泻:每日排便次数增加,且增加次数≥7 次),且粪便量增加,水量增加,粪便变稀,可含有异常成分,如未经消化的食物、黏液、脓血及脱落的肠黏膜等。炎症性肠病的腹泻特点是持续性,伴随黏液便和(或)血便、腹痛和腹部胀气,严重者会出现失重和贫血等症状。炎症性肠病患者的腹泻通常是持续性的,而不是间歇性的。也就是说,炎症性肠病患者的疾病活动或者复发需要类似胃肠炎的症状持续一段时间,而不是在短时间内(如 1～3 天)就自行痊愈。

至于炎症性肠病患者是否更易发生腹

泻,其实并没有那么绝对。一般来说,患者处于疾病活动期时,肠道黏膜受损,导致消化道屏障功能减弱,胃肠炎病原体更易穿透黏膜,进入身体;在疾病发病初期,使用激素、免疫抑制剂等药物会减弱机体免疫系统功能,因此机体也更易感染胃肠炎病原体,包括细菌、病毒和寄生虫等。但维持长期稳定的患者并不一定比正常人更易患胃肠炎。

那么我们该如何预防胃肠炎发生呢？

❖ **饮食方面**

（1）食用熟透的食物,特别是肉类、海鲜等。

（2）避免食用生冷食物和动物内脏等高危食物。

（3）避免食用不新鲜、变质或者过期的食物。

（4）注意饭菜摆放卫生,不要让食品受到污染。

❖ **个人卫生方面**

（1）洗手是预防细菌、病毒等传播的重要手段之一，尤其在用餐前、如厕后、接触动物或垃圾之后应彻底清洗双手。

（2）使用肥皂和温水彻底清洗双手，时间至少20秒。

（3）尽量避免直接接触或者喂养家禽、家畜等动物。

（4）保持个人卫生，包括身体卫生、口腔卫生和毛发卫生等。

❖ **环境卫生方面**

（1）保持室内卫生，经常清洁和消毒。

（2）保持厨房卫生，特别是厨房用具、餐具和烹调器具等。

（3）减少公共卫生设施的使用，如公共厕所、浴池等。

❖ **其他方面**

（1）避免过度疲劳，保持充足的睡眠和良好的作息。

（2）坚持适量的体育锻炼，增强身体免疫力。

（3）避免过度饮酒和吸烟等不良习惯。

需要关注的是，炎症性肠病患者如果腹泻持续时间较长，有明显腹痛并伴有其他症状（如发热、体重下降、便血等），应该及时就医，接受炎症性肠病专科医生的检查和诊断，确定病情是否复发，并进行相应治疗。同时，患者需要按照医生的建议，继续进行规范治疗，注意饮食和生活方式，避免复发。

陈　叶

肛周术后真的要躺一个月吗?

在克罗恩病患者中,克罗恩病伴肛周病变(包括肛瘘、肛周脓肿、皮赘等)的发病率为25%~80%。英国一项跨度15年、涉及7571名克罗恩病患者的大数据研究显示,有42.5%的患者在第一次肛周脓肿发生之前被确诊为克罗恩病,16%的患者在被确诊为克罗恩病时有肛周脓肿表现,41.5%的患者在第一次发生肛周脓肿之后才被确诊为克罗恩病。发病与确诊的中位时间(指按发病到确诊的时间排列时,最中间那名患者的时间)是14个月(4~40个月)。

在发生肛周病变时，患者需要至肛肠外科就诊，其中不少患者需要手术治疗。这些手术包括肛门周围脓肿切开引流术、肛门瘘管切除术等，会造成一定的创伤和影响患者的生活。术后的恢复至关重要，它不仅可以影响手术效果，还会影响患者的生活质量。那么术后真的需要卧床一个月这么久吗？一般来说，肛肠手术的康复时间因手术方式和个人情况而异。有些人可能需要在床上躺几天或一周，而有些人可能需要更长的时间恢复。大多数患者在肛肠手术后第一周需要卧床休息，之后可根据身体的恢复情况和创口的愈合程度逐渐进行轻度活动，但需避免剧烈活动、负重和坐立时间过长，以免对创口造成不良影响。自术后第二周开始，可以逐渐增加活动量，如慢走、在家中上下楼梯作为运动等。总体来说，两周之后，活动量可以接近正常，可以根据医生的建议和术后的恢复情况适度调整。另外,术后恢复需要注意以下几个方面。

1.保持创口卫生。术后第一天起床后,可以在医生指导下清洗创口,但要避免用力擦拭。之后,每天可以逐渐增加清洗创口的次数。观察创口渗血、渗液情况,发现异常及时与医生沟通。在洗澡时,应避免用热水直接冲洗创口,以免影响创口愈合。在恢复期间,应该注意保持局部卫生,以及创口干燥和清洁,避免发生感染。

2.注意饮食。术后一周内,建议饮食以流质为主,如米汤、面汤、蔬菜汤等,避免食用油腻和辛辣的食物,以免对创口造成刺激。之后,可以逐渐增加饮食种类,但仍应避免过度食用含脂肪的食物和辛辣的食物。同时,应该多饮水,保持排便通畅,以免对创口造成压力。

3.控制排便次数和时间。术后需要避免

便秘,以免排便时过度用力而造成创口裂开。同时,也要避免过度频繁排便,以减少对创口的刺激。可以通过饮食调节、适当运动等方式来控制排便次数和时间。

4.按时服药。肛周手术后,医生通常会给患者开出镇痛药、抗菌药物等药物,以帮助控制疼痛和预防感染。患者应该按照医嘱服药,并及时复诊,以便医生检查创口和进行治疗。

5.定期复诊。肛周手术后,应定期回诊复查,及时与医生沟通创口愈合情况和术后恢复状况,接受医生的专业指导和建议,避免术后并发症的出现。

　　　　　　　　　　　陈　　叶

要点 **3**

肛周术后可以使用超声疗法进行
康复吗?

　　超声疗法又称超声波疗法,是一种物理
治疗方法,指通过高频率机械振动产生的声
波能量来治疗创伤、疼痛、肌肉紧张等症状。
这种治疗方式在医疗领域已经被广泛应用,
并被证明可以有效地促进组织修复和疼痛缓
解。超声波疗法的原理是将高频率的声波能
量应用于人体组织,使组织产生机械振动。
这种振动产生的热能可以促进局部血液循环
和代谢,增加细胞膜通透性,促进组织细胞再
生和修复。此外,超声波疗法还可以促进软
组织与骨组织的营养和康复,减轻肌肉疼痛

和痉挛。

　　常见的超声波疗法有连续波疗法和脉冲波疗法两种类型。连续波疗法能够在治疗部位产生持续的热能,可用于治疗肌肉痉挛、关节炎等病症。而脉冲波疗法则能够产生交替的高能量和低能量,可用于治疗创伤、骨折、肌腱炎等病症。

　　超声康复作为一种新兴的康复方式,完全可以适用于肛周术后,它可以加速康复进程,提高康复效果。肛周术后使用超声康复有如下益处。

❖ 缓解疼痛

　　肛周术后,肛门周围的疼痛是患者面临的主要问题之一,而超声波可以缓解疼痛。超声波的能量能够促进局部血液循环,改善组织营养。同时,还可以刺激神经和肌肉组织,缓解肌肉痉挛,从而减轻疼痛和不适。

❖ 促进创口愈合

肛周术后,创口处往往出现肿胀、疼痛和炎症等,这些症状会影响创口愈合。超声波能够促进局部血液循环和组织新陈代谢,从而有助于消除炎症和水肿。超声波的能量能够刺激组织细胞生长和修复,同时还可以增加蛋白质合成,提高创口愈合的速度。

❖ 恢复肌肉功能

肌肉痉挛是肛周术后常见的问题之一,尤其在排便时更为明显。超声波能够刺激神经和肌肉组织,从而缓解肌肉痉挛,减轻疼痛和不适。

❖ 减少术后并发症的发生

肛周术后,并发症的发生风险非常高,其中包括手术创口的感染和瘀血等。超声波能够促进局部血液循环和淋巴流动,防止瘀血和感染的发生,从而降低术后并发症的发生风险,有效地提高肛周术后的康复效果,加速患者的康复进程。

另外,超声波疗法的治疗过程通常需要在医护人员的指导下进行。治疗时间和次数的具体安排需要根据个人情况和疾病的严重程度而定。超声波疗法通常是无创的,且无明显不良反应,但需要避免在治疗部位存在活动性出血或急性炎症的情况下进行治疗。

需要注意的是,超声波疗法并不是万能的,它也有一定的禁忌证,比如手术患者合并有严重感染或出血等情况,超声波疗法都不适合使用。因此,在进行超声康复前,应该咨询医生尤其是康复科医生或者超声科医生,确定是否适合进行该项康复治疗。

陈　叶

要点 **4**

炎症性肠病患者会发生肠道癌变吗？如何预防？

炎症性肠病患者的肠道癌变风险较一般人群高。研究表明,溃疡性结肠炎患者发生结肠癌的风险比普通人群高 3～5 倍;而克罗恩病患者发生小肠癌和结肠癌的风险也比普通人群高 2～3 倍。溃疡性结肠炎和克罗恩病会导致肠道黏膜持续性炎症反应,从而增加肠道癌变的风险。具体来说,慢性炎症可以引起细胞 DNA 损伤、基因突变等,使得正常细胞发生癌变。此外,炎症性肠病患者还可能出现肠道上皮细胞再生和凋亡失衡、免疫细胞浸润及产生活性氧自由基等异常生物学现象,这些也可能导致癌变。另外,炎症性肠病患者通常需要长期接受治疗,如免疫抑制剂、激素等,这些药物都有可能增加肠道癌变的风险。

炎症性肠病患者可以采取以下措施预防肠道癌变。

❖ 定期接受筛查

炎症性肠病患者应该在医生的指导下定期进行筛查,以尽早发现潜在的肠道癌变风险。常用的筛查方法包括结肠镜检查和CT小肠造影检查(CTE)或者磁共振小肠成像(MRE),以及血清肿瘤标志物检查。通过结肠镜检查可以直接观察到肠道内部,通过检查肠道黏膜的形态和颜色等来判断是否存在肠道癌变的迹象。此外,通过结肠镜还可以进行组织活检,获取组织样本进行病理学检查,以进一步明确是否存在肠道癌变。对于一些无法做肠镜或者肠镜难以检查全部肠道的患者,CTE 或者 MRE 检查也有助于判断是否存在肠道癌变。在我国,大多数医院可以进行肠镜检查,每年检查一次不仅能够评估疾病的活动性趋势,而且能够早期筛查肠道癌变。早期筛查可以提高早期发现率、治愈率和生存率。

❖ **控制炎症**

持续的炎症反应会导致肠道组织损伤和破坏,使病情加重,并发症的发生率增加,影响生活质量。炎症性肠病患者应该按医生的建议进行药物治疗,以控制炎症发生并避免复发,从而降低肠道癌变的风险。

❖ **保持健康的生活方式**

炎症性肠病患者应该避免高强度运动,以免过度疲劳。散步、瑜伽、游泳等较为平和的运动更有助于疾病恢复。保持良好的生活习惯和心理状态,戒烟、戒酒,通过休息、放松、冥想等方式减轻压力。

❖ 注意营养摄入

炎症性肠病患者由于肠道受损，吸收营养的能力较差，所以在日常生活中要保证有足够的营养摄入，避免营养不良。在疾病活动期可以摄入药物类型的营养素，比如短肽肠内营养剂等。在疾病缓解期选择富含营养的食物，如水果、柔软的蔬菜、优质蛋白质和健康脂肪。同时，应避免食用刺激性、高脂肪、高糖、高纤维等易引起炎症和肠道不适的食物。

总之，建议炎症性肠病患者每年进行结肠镜检查以及肠道癌筛查，以便早期发现和治疗潜在的癌变；并积极控制炎症，保持健康的生活方式，注意营养摄入，以预防肠道癌变的发生。如果发现异常症状，如肠道出血、排便不畅等，应该及时就医。

陈　叶

炎症性肠病患者可以使用中药防治流感吗？

　　每年的春秋季节以及季节交替之时，人们易发生感冒等上呼吸道疾病。我们通常认为相比于普通人，炎症性肠病患者免疫系统存在一些缺陷，其免疫力会稍差一些，更易发生此类疾病。这是因为炎症性肠病患者的免疫系统通常处于高度激活状态，即免疫细胞对正常组织和细菌产生了异常的反应，从而导致肠道炎症和损伤。这种过度激活的情况可能导致免疫系统疲劳和功能受损，从而使患者易感染病原体。研究表明，炎症性肠病患者免疫系统中特定类型细胞数量减少，致使免疫细胞不能有效地消灭细菌和病毒。例如:炎症性肠病患者的 T 细胞亚型数量减少会导致免疫系统功能受损;持续性的慢性炎症会导致营养不良、贫血和疲劳等问题;另外,免疫抑制剂和激素类药物(比如氢化可的松、甲泼尼龙等)的使用也会抑制免疫系统功能,增加感染的风险。

随着我国中医技术的迅速发展,中医有一套较完善的措施可以预防上呼吸道疾病。以下几剂中医方剂可供参考,在使用这些方剂时要辨证施治,不可简单沿用,还要以中医科医生的具体辨证为基础。

❖ **预防方**

参芪桂枝汤、四君子汤、玉屏风散合方

适合人群:平素怕冷,肤色偏黄,面色光泽不佳,手足偏凉,易疲倦乏力,易感冒。唇淡白或淡暗,舌淡白或胖大,苔薄白。

方药:黄芪、党参、桂枝、白芍、炙甘草、生姜、大枣、姜半夏、茯苓、炒白术、防风。

功效：补益肺脾，调和营卫，益气固表，给予阳虚体弱、气血不足的人群特殊防护。

参苏饮加减

适合人群：气虚，体质虚弱，易于感冒，咽喉有痰。受风寒则有鼻塞清涕、喷嚏、咽喉不利、咳嗽、头痛、肢体及颈项酸楚不适。也适用于舌偏胖大，苔薄白腻、薄白滑等。

方药：紫苏叶、党参、黄芪、葛根、制半夏、前胡、茯苓、枳壳、桔梗、炙甘草、木香、陈皮。

功效：益气，扶正解表，理气化痰。参苏饮出自宋代的《太平惠民和剂局方》，是肺脾气虚、内夹痰湿、虚人外感的首选方。

藿朴夏苓汤、二陈汤加减

适合人群：咽喉易有黏痰或黏液，口黏腻，胃脘部易胀满或嗳气，食生冷寒凉则胃脘不适加重，或肢体困重，大便常不成形。舌胖大淡或淡暗，齿印，苔白腻、白厚。

方药：广藿香、制厚朴、姜半夏、茯苓、党

参、陈皮、生姜、桂枝、紫苏叶、炒苍术、连翘。

功效：解表和中，芳香化湿。藿朴夏苓汤是时疫的常用方剂，对湿浊内蕴、呕吐、腹泻、口黏腻不爽、肢体困倦有较好的疗效。

❤ **治疗方**

感染初期：葛根退热止痛方

临床表现：畏寒怕冷，发热，肌肉酸痛，骨节痛，项背痛，头痛，眉棱骨痛，眼眶痛，咽痛，恶心呕吐，或有大便不成形，全身乏力不适。

方药：葛根、生麻黄、桂枝、生白芍、生姜、大枣、炙甘草、制半夏、桔梗。生麻黄、葛根单独包，先煎10分钟左右。

高热咳嗽期：抗病毒发热方(病邪化热)

临床表现：发热明显、高热，咽干、咽痛明显，声音嘶哑，咳嗽，咳黄黏痰、黄稠痰，鼻塞或流浊涕，口鼻干、呼气热。

方药：生麻黄、炙甘草、杏仁、生石膏、桂枝、茯苓、生姜、连翘、柴胡、黄芩、姜半夏、紫苑、款冬、陈皮、枳实、射干、桔梗、桑白皮。生麻黄、生石膏单独包,先煎10分钟左右。

咳喘呕吐期:小青龙止咳方(外寒内饮)

临床表现:咳白稀痰或白色泡沫痰,咳甚呕吐白黏液,咳喘,鼻塞,流清涕,食欲差,苔薄白滑或薄白腻。

方药:生麻黄、桂枝、干姜、生白芍、炙甘草、细辛、制半夏、五味子、白茯苓、陈皮。生麻黄单独包,先煎10分钟左右。

间断低热咳嗽期:和解扶正解毒方

临床表现:间断低热,乏力头昏,困倦,咳少量黏痰,咽痛咽干,胸肋苦闷,口苦、恶心、食欲差,嗅觉、味觉异常。

方药:柴胡、制半夏、黄芩、党参、炙甘草、生姜、大枣、茯苓、葛根、桔梗、白芍、白芷、石膏、羌活。

陈　叶

要点 **6**

炎症性肠病患者感染幽门螺杆菌该如何处理?

中国人的幽门螺杆菌感染情况比较普遍。据统计,中国人幽门螺杆菌感染率为50%~70%,这与中国人有共同聚餐而不是分餐的习惯有关,当然具体情况还与人群、地区、年龄等因素有关。其中,农村地区的感染率普遍较高,而城市地区的感染率相对较低。幽门螺杆菌感染主要通过口腔、食物、饮水等途径进行,与卫生条件、饮食习惯等因素密切相关。

炎症性肠病患者感染幽门螺杆菌的概率与普通人群差别不大。上海交通大学医学院附属仁济医院的研究发现,幽门螺杆菌可能是炎症性肠病的保护性因素,也就是说感染幽门螺杆菌的患者炎症性肠病发生率较低,但是有鉴于幽门螺杆菌感染可以引起胃炎、消化性溃疡、胃癌等疾病,因此还是应该及早检测和治疗。

幽门螺杆菌感染的检查方法有血清抗体、呼气试验、胃镜、粪便抗原等。值得注意的是,血清抗体不能用于复查,因为抗体是人体的一种免疫记忆,杀菌后在患者体内仍然有可能抗体阳性。

美国卫生及公共服务部发布了致癌物报告,明确将幽门螺杆菌列为致癌物质。幽门螺杆菌感染成为大众重视的焦点。其实,世界卫生组织(WHO)在更早之前就将幽门螺杆菌定为第Ⅰ类生物致癌因子,并明确其为胃癌危险因素。然而,我国因就餐习惯、文化传统等,幽门螺杆菌感染高发,胃癌、胃病发现率年年攀高,因此幽门螺杆菌感染的治疗迫在眉睫。那么,哪些药物能治疗幽门螺杆菌感染呢？

目前,推荐四联药物组合(质子泵抑制剂或钾离子竞争性阻滞剂＋铋剂＋2种抗菌药物)或者二联药物(质子泵抑制剂或钾离子竞争性酸阻滞剂＋1种抗菌药物)作为主要经验性治疗根除幽门螺杆菌的方案(推荐14天方案)。质子泵抑制剂或钾离子竞争性阻滞剂和铋剂一般在餐前服用,抗菌药物在餐后1～2小时服用,减少胃肠道刺激。

坚持14天疗程,停药1个月后可复查治疗效果,判断是否彻底根除幽门螺杆菌。在杀菌过程中,以下几点值得注意:对青霉素过敏者不应选用含有阿莫西林的方案;对18岁以下患者禁用氧氟沙星;对14岁以下儿童禁用呋喃唑酮;对8岁以下患儿不宜使用四环素。服用甲硝唑时,应停止饮用含酒精类制品(至少3天)。服用铋剂后,粪便可呈无光泽的黑灰色,属于正常现象;铋剂不得与牛奶同服。

疗程结束后,需在服药结束后间隔4周以上的时间再复查(推荐进行碳13或碳14呼气试验检查),否则可能会出现假阴性的结果。如果患者治疗失败而需要再次治疗,不宜立即进行,应间隔3个月(也有专家认为间隔6个月以上,再次根除的成功率会增加),以使细菌恢复对抗菌药物的敏感性。再次治疗的选药更加困难,必须在消化科专科医生指导下进行。

陈　叶

要点 **7**

阿司匹林服用期间可以做内镜检查吗?

阿司匹林是一种历史悠久的非甾体抗炎药和抗血栓药,是目前全球处方量最大的药物之一,被广泛地应用于心脑血管疾病的预防和治疗。国内外指南明确推荐,冠脉介入术(就是常说的心脏支架手术)和脑血管支架植入术患者为了防止血栓再生,需要服用阿司匹林等药物。

炎症性肠病患者服用阿司匹林的比例相对较低,但是阿司匹林的确会引起炎症性肠病患者发生胃肠道出血。那么,内镜检查时到底需不需要停用正在服用的抗凝药物——

阿司匹林呢？根据英国胃肠镜学会、欧洲消化内镜学会和中国专家共识，建议根据操作出血风险，具体问题具体分析，调整用药。

首先来分析一下内镜操作的出血风险。

◇ 低出血风险：内镜下活检，超声内镜（未行细针穿刺抽吸），经内镜逆行胰胆管造影（ERCP）放置胆管或者胰管支架，小肠镜，胶囊内镜，食管、小肠或结肠支架等。

◇ 中出血风险：息肉切除术，经内镜逆行胰胆管造影下乳头切开术，球囊括约肌成形术，狭窄扩张术，静脉曲张注射或套扎术，经皮内镜下胃或空肠造口术，超声内镜细针穿刺抽吸，壶腹切除术。

◇ 高出血风险：内镜黏膜下剥离术，大息肉（＞2cm）内镜下黏膜切除术。

阿司匹林为抗血小板聚集的药物，主要作用是抑制血小板生成、聚集，如长期服用会导致患者凝血功能下降，在内镜检查过程中取活检时与胃肠道黏膜产生摩擦可能会导致出血的发生。因此，我国大部分医院在临床上还是会建议患者停用阿司匹林 7 天后再进行胃肠镜检查。

长期服用阿司匹林会不会导致胃出血？为什么？

首先，阿司匹林的确会使胃出血的发生率增加，当然这不是绝对的。阿司匹林属于非甾体抗炎药（NSAID），它对胃肠黏膜的损伤目前被认为是抑制环氧化酶（COX）导致的。另外，抑制一氧化氮以及直接刺激胃肠黏膜、抗血小板聚集等作用也是造成胃肠黏膜损伤的原因。有临床研究表明，长期使用阿司匹林时，尽管使用小剂量，但仍会增加胃肠黏膜损伤的风险。

其次，阿司匹林还会抑制血小板和血管表面血栓素 A_2 的合成，血栓素 A_2 在血管破裂出血中能发挥止血作用，该物质的缺少会使血管破裂口修补变慢，从而使出血难以被止住。

也就是说，阿司匹林可以从损伤胃肠黏膜、抑制止血功能两方面增加胃出血的发生风险。

因此，在开始阿司匹林治疗之前，最好能进行一次胃镜检查评估，了解胃黏膜的损伤情况，评估消化道出血概率等；另外，建议炎症性肠病患者服用阿司匹林肠溶片时，注意使用胃药预防消化道出血。有过胃十二指肠溃疡、胃黏膜病变病史，65岁以上老年人等高危人群，使用包括阿司匹林在内的抗血小板药物的同时，可以在医生指导下服用抑酸护胃药物以预防胃黏膜损害。

陈　叶

要点 8

炎症性肠病患者出现高凝状态能服用阿司匹林吗?

在炎症性肠病患者中,存在高凝状态,比如心脑血管疾病、炎症性肠病本身引起的血管栓塞,这些情况是相对常见的。针对这些情况,需要根据每位患者的具体情况来评估是否可以使用阿司匹林的问题。

阿司匹林是一种非甾体抗炎药,可以抑制血小板聚集和减轻炎症反应。美国心脏病学会(ACC)联合美国心脏协会(AHA)发布的《ACC/AHA 心血管疾病一级预防指南》和《2019 阿司匹林在心血管疾病一级预防中的应用中国专家共识》都肯定了阿司匹林对心血管疾病的预防作用。两文的共识:阿司匹林不宜常规用于动脉粥样硬化性心血管疾病一级预防,否则难有净获益。但是阿司匹林在心血管疾病中仍然是一级预防的重要环节。那么它在心血管疾病的预防中到底有什么作用呢?心血管疾病的一级预防是指对于未患动脉粥样硬化血栓栓塞性疾病(如冠心病、缺血性卒中、外周动脉疾病等)的人群,采取各种措施预防首次血栓事件的发生。简单来说,就是防止身体重要部位(心脏、脑组织等)的血管以及身体其他血管(如肺动脉等)被堵住。

近年来,一些研究发现,炎症性肠病患者的肠道炎症使血管内皮损伤、高凝状态、血小板激活等因素,导致血栓栓塞事件(VTE)的发生风险较非炎症性肠病患者高,且随着炎症性肠病病情的加重而增加。血栓阻塞血管导致血流受阻,可能引起肺栓塞等严重后果,对其生命安全造成威胁。因此，炎症性肠病患者需要加强预防和监测血栓栓塞事件的措施，如积极控制病情、合理使用抗凝药物、定期进行血栓筛查等。尽管如此，对于炎症性肠病患者，使用阿司匹林来控制心血管疾病，预防血栓形成时仍需谨慎。虽然阿司匹林可以抑制血小板凝聚，从而减少血栓的形成，但它也有可能导致肠道出血等副作用。炎症性肠病患者已经存在肠道炎症，肠道黏膜易受损伤，如果使用阿司匹林可能会增加出血的风险。因此，对炎症性肠病患者使用阿司匹林来预防血栓需要经过医生评估和严密监测。

　　◇ 通过评估患者的心脑血管健康情况，确定使用阿司匹林的风险和益处。

　　◇ 使用低剂量的阿司匹林，并避免与其他非甾体抗炎药同时使用。

　　◇ 定期监测患者的心血管状况，如血

压、胆固醇水平、心电图等。

其实,我们更建议使用其他抗凝剂来代替阿司匹林,以防止血栓形成,比如华法林、阿哌沙班和利伐沙班等。达比加群、阿哌沙班和利伐沙班的使用不需要定期监测,且不同于华法林等传统抗凝剂,它们的剂量不需要调整。因此,在某些情况下,直接口服抗凝剂可能是一种更方便和可靠的选择,但是如有肺栓塞或血栓栓塞事件风险的,仍然需要监测血管 B 超等。

总之,对于有血栓栓塞事件或者血栓栓塞风险的炎症性肠病患者来说,使用抗凝剂以控制血栓形成是至关重要的。但是,任何药物的使用都必须在医生的指导下进行,并且需要随访和监测不良反应,以确保达到最佳效果,并使不良反应的发生最少。

陈　叶

炎症性肠病患者练习八段锦是否有益？

关于八段锦的最早记载见于西汉的马王堆墓出土的《引导图》,是中国古代流传下来的一种保健体操,与太极拳、易筋经、六字诀齐名。其最早出自唐代,已有一千多年的历史。在北宋时期,多位健身专家对八段锦做了改良。八段锦的名字最早出现在宋代《夷坚志》。

从本质来说,八段锦属于祛病保健的传统有氧运动疗法,曾经也被称为"八段气功"。八段锦共有 8 节动作,分别对应人体的 8 个部位。每个部位都有不同的动作,通过不同的动作组合起来完成整套动作。每个动作的主要功能是强化身体的肌肉力量和耐力，达到健身和养生的目的。在进行八段锦运动时，需要保持身体姿势和呼吸节奏一致，而且要注重身体各个部位的协调配合，促进血液循环和肌肉放松。八段锦整体以"五劳七伤向后瞧"为基本动作，通过各个动作来刺激身体各个部位，增强心肺功能，促进血液循环，增强肌肉和骨骼的健康。

八段锦具有广泛的医疗保健作用和健身效果。它可以作为一种传统的养生术，在帮助人们预防疾病、改善循环系统、调节情绪、提高心肺功能和促进睡眠等方面都具有重要意义，具体到炎症性肠病还有其特殊的意义。炎症性肠病是一种慢性疾病，且病情易反复发作，患者的免疫系统可能会出现紊乱，从而导致血栓形成，除疾病本身导致的高凝状态外，某些药物（如JAK抑制剂类的小分子药物)的使用可能会影响血液循环,导致血栓的发生率增加。炎症性肠病患者通过八段锦锻炼身体的各个部分,可以增强心脏的供血能力,改善心血管功能,增加血管弹性,改善血液循环,降低血压,降低心脏病和脑卒中的发生风险,减少血栓形成。但练习八段锦需要适度控制强度,不宜过于劳累。八段锦通过锻炼身体的各个部分,如呼吸、拉伸、平衡、腹部运动等,可以帮助调节情绪,让人感到放松和愉悦。呼吸是最基本的,通过练习平衡呼吸节律,可以帮助减轻压力和焦虑;八段锦中的拉伸可以帮助放松肌肉和关节;腹部运动则可以加强身体的协调能力。

　　值得注意的是,在练习八段锦时应注意动作要缓慢、柔和、协调,身体各部位的配合要自然协调,不要过分用力或过分放松。练习过程中可配合呼吸,以鼻吸气、口呼气,不要憋气,以自然呼吸为主。练习过程中如出现身体不适或疼痛等情况,应立即停止练习,并咨询医生。对于炎症性肠病患者尤其恢复期患者来说,可根据自身情况选择适合自己的练习方式和强度。

沈　骏

炎症性肠病患者的扁桃体炎是怎么回事？

　　扁桃体是人体免疫系统的一部分，是一个重要的免疫器官，位于咽部两侧，是呼吸道的第一道防线，可帮助身体对抗感染，起到过滤细菌和病毒的作用。扁桃体炎通常有咽喉疼痛、发热、鼻塞、流鼻涕、咳嗽等症状。严重时还可能出现吞咽疼痛，还会伴有咽部不适和咽部灼烧感，并可能伴有发热和咳嗽。扁桃体炎患者睡眠质量也会受到影响，经常打鼾和早醒。如果不能及时得到有效治疗，部分患者可能出现扁桃体炎急性发作引发中耳炎等其他并发症。引起扁桃体炎的原因有很多,最常见的是病毒感染,比如单纯疱疹病毒、腺病毒、流感病毒感染等;细菌感染也会引起急性扁桃体炎,比如链球菌感染;此外还有一些非感染性因素,比如过度疲劳、维生素缺乏等。

炎症性肠病患者出现口腔溃疡很容易与扁桃体炎混淆。诊疗难点主要有两个方面:一是需要鉴别是否为炎症性肠病肠外表现,如口腔溃疡相关;二是炎症性肠病患者使用免疫抑制类药物是否易造成扁桃体炎频发和不易恢复。炎症性肠病可以影响胃肠道的任何部位,其肠外表现会有口腔黏膜溃疡和结节性红斑等。初期,部分患者的口腔黏膜上会出现大小不一呈椭圆形或圆形的小溃疡,边界清楚,有时周围会有红斑。部分患者不会出现疼痛或其他不适症状,但随着溃疡面积增加,会伴有疼痛、发热和疲劳等症状。一些研究表明,炎症性肠病患者因遗传因素导致免疫系统异常,可能更易患口腔溃疡。其他因素,如压力、睡眠不足、缺乏锻炼、营养缺乏等,也可能导致炎症性肠病患者出现口腔溃疡。

免疫抑制类药物(如生物制剂、免疫抑制剂和小分子药物)的使用可能会引起炎症性肠病患者口腔溃疡和扁桃体炎迁延不愈。免疫抑制类药物可以抑制免疫系统,降低炎症反应和免疫反应,从而减轻炎症性肠病的症状。但是,这些药物也会影响口腔黏膜和口腔微生物群落的平衡,导致口腔溃疡、扁桃体炎等口腔症状的发生。

如果口腔溃疡与炎症性肠病伴随出现,有可能是炎症性肠病的肠外表现,则可能需要使用全身性药物,如糖皮质激素、免疫抑制剂和(或)生物制剂。但是如果口腔溃疡与使用某种免疫抑制类药物有关,则建议换用其他免疫抑制类药物。对于炎症性肠病患者单纯与口腔相关的扁桃体炎,建议保证充足的睡眠时间,根据天气变化及时增减衣物,坚持体育锻炼,提高自身抵抗力,预防和治疗各类炎症及感染性疾病。

以下建议可能有助于诊断和治疗炎症性肠病口腔溃疡。

◇ 保持口腔清洁:每天早晚刷牙,饭后使用淡盐水或漱口水漱口。

◇ 使用软毛牙刷和含氟牙膏:软毛牙刷有助于清洁牙齿和牙龈,减少牙垢的产生。牙膏可以选择含氟的,有助于预防蛀牙和牙菌斑。

◇ 避免进食刺激因素:尽量避免进食辛辣、刺激性食物,如辣椒、洋葱、姜和胡椒等。

◇ 药物治疗:对于症状严重或持续存在的炎症性肠病口腔溃疡,建议咨询医生采取药物治疗的方法。常用的药物有免疫抑制类药物等,具体用药应遵医嘱。

沈　骏

要点 **11**

处于维持缓解期,但最近出现便秘,是疾病复发了吗?

便秘是指排便次数减少,同时排便困难、粪便干结的情况。正常人每日排便 1～2 次或每 1～2 日排便 1 次;便秘者每周排便少于 3 次,并且排便费力,粪质硬结、量少。便秘是老年人常见的表现,约 1/3 的老年人出现便秘。对于炎症性肠病患者而言,如果出现便秘,则需要先通过肠道 CT 或者磁共振排除是否存在肠道炎症性狭窄或纤维性狭窄,如果是活动性炎导致的肠道狭窄,则需要抗感染治疗;如果是肠道纤维性狭窄导致的便秘,则可能需要手术治疗。

如果是定期(每 2~3 个月)门诊复诊,按时(每 12 个月左右)入院评估复查,经医生确定处于维持缓解期,那么便秘就可能与日常一些生活习惯相关,比如:

❖ 喝水太少

正常人每天需要饮水 2 升左右,才能够维持身体水分平衡。假如饮水太少,就会造成大便中水分被吸收以后残留过少,从而造成大便干燥、硬结,难以顺利排出。

❖ 不良的饮食习惯

许多人可能喜欢吃一些油炸、膨化、烧烤食品,各种肉类,各种甜食,而粗纤维食物摄入相对较少。这样使得粪便体积缩小,黏滞度增加,在肠内运动减慢,水分过度吸收而致便秘。此外,某些减肥者由于进食少,食物含热量低,胃肠通过时间减慢,亦可引起便秘。

❖ **不良的排便习惯**

有些人没有养成定时排便的习惯,常常忽视正常的便意,致使排便反射受到抑制而引起便秘。

❖ **缺乏运动**

由于日常活动减少,特别是因病卧床或坐轮椅的患者,因缺少运动性刺激以推动粪便运动,往往易发生便秘。并且,长期缺乏体育运动会导致人体肠道动力减弱。一旦人体胃肠蠕动缓慢,就会导致粪便在肠道内堆积的速度会变得缓慢,粪便会大量聚集在人体肠道而造成便秘。

❖ **精神压力过大**

炎症性肠病通常会持续终生,一些患者存在抑郁、焦虑、强迫症等心理问题,易出现便秘。情绪长期处于紧张的状态下导致生理功能紊乱,也是造成便秘的重要原因之一。

❖ **穿着习惯**

经常穿紧身衣服或者裤子,对胃肠蠕动造成一定限制,也会引起便秘。

❖ **作息不规律**

熬夜使得人体生物钟被破坏,造成内分泌系统失调,也是引起便秘的原因。

总之,便秘是一种常见的健康问题,通过保持健康的饮食和生活习惯,如多饮水、增加膳食纤维、进行适量运动等,大部分便秘问题是可以得到解决的。如果便秘持续时间较长或者伴随其他症状,应该联系炎症性肠病专科医生,及时到院就医,以确定病因并进行相应治疗。

需要特别注意的是,对于老年人和孕妇等特殊人群,在使用药物治疗便秘时,应该按照医生的指示用药,并注意药物的副作用。

陈　叶

炎症性肠病患者能否食用粽子？

　　端午节又称端阳节，是我国延续两千多年的传统节日，端午节吃粽子是中华民族的传统习惯。"端午安康"也表达了人们对亲朋好友的美好祝愿，那么炎症性肠病患者能否食用粽子？注意哪些方面才能兼具快乐与安康呢？

　　一般来说，炎症性肠病患者在饮食方面都需要注意，因为某些食物可能会引起症状加重或导致病情恶化。我们要了解炎症性肠病患者能否食用粽子以及如何食用，就需要了解粽子的制作工艺。

"彩缕碧筠粽，香粳白玉团。"粽子的加工方式以蒸煮为主。剥开层层粽叶，米香扑面而来。糯米作为粽子的主要原料，其中一半是糯米。糯米的支链淀粉含量高，黏性高，饱腹感强，同时维生素 B 族含量丰富，是比较优质的主食。从中医角度看，糯米味甘性温，可作温补，自然受到了人们的喜爱。

粽子馅料种类丰富，甜咸皆有人爱。细沙粽、枣泥粽，入口绵密香甜；大肉粽、海鲜粽，鲜香回味无穷。粽子如此可口，那么是否适合我们炎症性肠病患者食用呢？

粽子作为一种高油脂、高热量、高纤维的食品，对于处在疾病活动期的患者来说可能并不适合。粽子的外层通常用糯米制成，糯米本身并不会对炎症性肠病患者造成太大的问题，但一些馅料可能会引起炎症和加重症状。例如，高纤维或高蛋白的馅料可能会导致活动期克罗恩病患者消化不良，引起腹痛或梗阻;高脂肪的馅料会加重活动性溃疡性结肠炎患者腹泻和便血;含糖量较高的甜馅会使肠道炎症加重。此外,如果粽子中包含炎症性肠病患者过敏和不耐受的任何成分,如鸡蛋或大豆,也会引起不适。当然,处在疾病长期缓解期的患者可以适当食用。在食用粽子时应控制速度和数量,如过快、过量进食,极易造成腹胀腹痛、胃酸分泌过多、胃食管逆流等症状。

此外,食用粽子时应注意如下事项。

❖ **食用新鲜粽子**

现包的粽子应冷藏保存,保质期在 3～5 天左右;真空包装的粽子在常温下能保存 3 个月到 6 个月不等。不宜在冰箱囤大量现包粽子。冷冻的粽子在食用之前应彻底蒸煮,保证食品卫生。

❖ **粽子加热后再食用**

糯米中富含的支链淀粉加热后容易糊化,分子链较为松散,因此热粽子易被消化分解。小口食用,细嚼慢咽,会减少胃肠道的负担。

❖ **减少主食摄入**

粽子热量高,饱腹感强,可作为大米饭的替代食品。不可将粽子当作零食,食用粽子后应该减少其他谷类粮食的摄入。

❖ **不适合做早餐**

清晨时分,人体胃肠道功能较弱,空腹进食黏性强的粽子会刺激胃酸大量分泌,易出现泛酸、胃灼热等情况,影响一天的工作和生活。

陈　叶

要点 13

肠道炎症患者可以喝咖啡吗？

人们喜欢咖啡的原因有很多，其中包括其独特的香味和味道、提神醒脑的效果，以及社交和文化因素的影响。在过去几十年里，咖啡受欢迎的程度确实有所增加，尤其是我国越来越多的中青年人将咖啡作为日常生活和工作的"润滑剂"。无论在家里，还是在办公室或各种社交场合，喝咖啡成为人们日常生活的一部分。比如，上海是全球咖啡馆最多的城市，街道边各种咖啡店、商店中各种咖啡品牌琳琅满目，咖啡到底有什么魔力使人们如此着迷呢，肠道炎症患者可以喝咖啡吗？

　　越来越多的证据表明,咖啡含有丰富的抗氧化剂,如多酚和绿原酸等,这些成分可以帮助抵抗自由基,预防细胞损伤,对保持身体健康有很大帮助,适量饮用咖啡还可以提高注意力和警觉性。咖啡的主要成分是咖啡因,它可以刺激中枢神经系统,促进大脑中多巴胺、去甲肾上腺素和肾上腺素的分泌,40～300 毫克咖啡因的摄入,能达到减轻疲劳、提升清醒程度和缩短反应时间的效果;喝咖啡还能降低患某些疾病的风险。例如,一些研究表明,长期摄入适量的咖啡(美国 FDA 标准:成年人咖啡因摄入量＜400 毫克/天≈1～2.5 杯 355 毫升的美式咖啡)可明显提升对心血管疾病的预防能力,还可降低 2 型糖尿病、帕金森病、阿尔茨海默病和结直肠癌等的发生风险。这是因为咖啡中的某些成分可以帮助减轻炎症、降低胰岛素抵抗和促进脑细胞生长;另外,饮咖啡还有提升运动效果的作用。咖啡因可以促进新陈代谢,摄入 200 毫克咖啡因,机体的新陈代谢会在之后的 3 小时内提升 7%,这意味着脂肪燃烧的速率会得到大幅提升。

虽然咖啡有上述种种优点,但是对于我们肠道有炎症的患者来说,还是会产生不少负面影响。

❖ 刺激肠道

咖啡因是咖啡的主要成分,它可以刺激肠道,促进肠蠕动,也能松弛肠道括约肌;这种作用对正常人可能有益,但对于炎症性肠病患者尤其处于活动期的炎症性肠病患者,可能会加重肠道炎症,导致腹痛、腹泻更加频繁。

❖ 刺激胃酸分泌

咖啡因可以刺激胃酸分泌,进而导致胃酸反流,会引起胃肠道不适和疼痛,大量饮用咖啡也会加重消化系统溃疡。

❖ **损害营养吸收**

肠道有炎症的患者需要注意饮食，保证足够的营养摄入，以帮助身体抵抗炎症和维持身体机能。但是，咖啡因是一种利尿剂，会促进尿液排泄，导致水分和电解质流失。咖啡因也会抑制铁、钙等营养物质的吸收，加重部分患者贫血或骨质疏松的问题。

综上所述，肠道炎症活动期患者应尽量避免喝咖啡；肠道炎症缓解期患者也要控制咖啡的摄入量，不要空腹饮用，可以在咖啡中加入鲜奶以平衡营养。此外，咖啡因在体内完全代谢需要 8～12 小时，因此咖啡最好在早上饮用，太晚饮用可能导致睡眠结构紊乱而致神经衰弱。另外，正常成年人咖啡因的摄入量每日不应超过 400 毫克，孕妇则不应超过 300 毫克。长期过量饮用咖啡易导致体内钙元素大量流失,诱发骨质疏松等不利影响。

　　*常见咖啡含咖啡因情况(以某知名连锁品牌为例)

　　350毫升美式咖啡的咖啡因≈150毫克;

　　350毫升冷萃咖啡的咖啡因≈205毫克;

　　350毫升拿铁咖啡的咖啡因≈75毫克;

　　15克速溶黑咖啡的咖啡因≈50毫克。

陈　　叶

要点 14

什么是骨密度检测？炎症性肠病患者为什么要检测骨密度？

骨密度检测是评估骨骼健康的一种方法，它可以测量骨骼中的钙质含量。骨密度检测对于骨质疏松症的诊断是非常重要的，因为骨质疏松症是骨量减少和骨质变薄的一种疾病，使得骨骼变得脆弱，易发生骨折。据调查，我国有 7000 万人患骨质疏松症，另有 2.1 亿人骨量低于正常标准，存在骨质疏松的发生风险；我国 50 岁以上人群中骨质疏松症的总患病率为 15.7％。

炎症性肠病是一种慢性的自身免疫疾病，这种疾病因为免疫反应会引起肠道炎症和损伤,导致许多症状,如腹泻、腹痛、便秘和贫血等。但是,除这些常见的症状之外,炎症性肠病患者还有一个常被忽视的健康问题——骨质疏松和骨折的发生风险。

炎症性肠病患者为什么需要检测骨密度?这是因为炎症性肠病与骨质疏松和骨折的发生风险密切相关。炎症性肠病患者普遍存在骨质疏松的发生风险,骨质疏松的发生率比正常人群高出很多倍,尤其是女性和老年人。据研究,约 30%～60% 的炎症性肠病患者存在骨质疏松的问题。首先,炎症性肠病患者经常使用类固醇类药物等来抑制免疫系统,以减轻炎症和免疫反应,然而,这些药物会干扰骨代谢,导致骨质疏松。其次,炎症性肠病患者肠道炎症会导致钙、维生素 D 等重要营养物质吸收不良,从而影响骨代谢和骨密度。此外,慢性炎症还会引发身体内部的炎症反应,释放出一系列炎症介质,这些介质会抑制骨形成、促进骨吸收，从而导致骨质疏松；疾病活动期间的营养不良和腹泻也会影响骨健康。因而，与其他骨质疏松患者相比，炎症性肠病患者的骨折发生风险更高。

　　目前，最常用的骨密度检测方法是双能 X 线吸收测量法（DXA）。双能 X 线吸收测量法测量结果精确且辐射剂量很小，临床上被广泛采用。骨密度检测的结果通常以 T 值和 Z 值的形式呈现。T 值是将患者的骨密度与同龄人的平均骨密度相比较得出的结果，如果 T 值低于 -2.5，则表示患者已经患上骨质疏松症。Z 值是将患者的骨密度与同性别、同年龄、同族群的平均骨密度相比较得出的结果，如果 Z 值低于 -2，则可能表明患者存在骨质疏松的风险。

　　骨密度检测的目的是帮助医生确定患者是否有骨质疏松症，以及评估患者骨骼健康情况。如果患者的骨密度较低，医生可能建议患者采取一些措施来预防骨质疏松症,如增加钙和维生素 D 的摄入量、进行适当运动等。如果患者已经患上骨质疏松症,医生可能会开具药物治疗,如钙补充剂、维生素 D。当然,对炎症性肠病患者来说,如果已经存在骨质疏松或者骨密度明显降低,我们建议减少激素治疗,使用免疫抑制剂、生物制剂或者小分子药物等。

陈　叶

食用哪些食物能缓解炎症性肠病患者的过敏症状？

炎症性肠病被归为免疫介导的炎症性疾病，也是一种自身免疫性疾病。不少医生建议炎症性肠病患者进行过敏原测定，这是因为炎症性肠病患者异常的免疫系统会对进入身体的某些食物产生异常反应，这种异常反应可能会引起整个机体发生过敏反应，出现多种过敏症状，包括皮肤瘙痒、打喷嚏、流鼻涕、哮喘、头痛等，但胃肠道对食物过于敏感的反应大多没有特征性表现。过敏原测定项目无法将日常生活中能接触到的所有物体纳入其中，那么有哪些食物可以缓解过敏尤其胃肠道过敏症状呢?

说到过敏,我们常常听到一个名词——组胺。组胺又名组织胺,是一种重要的活性物质。当机体发生过敏反应时,可引起肥大细胞和嗜碱性粒细胞脱颗粒,导致组胺释放,并与组胺受体结合,进而产生一系列生物学效应,引起一系列过敏症状,诸如皮肤潮红、瘙痒、流鼻涕、哮喘等。虽然组胺不是唯一的炎症介质,但是一个最常见的介质,因此,组胺是导致过敏反应的"罪魁祸首"之一。

上海交通大学医学院附属仁济医院的数据表明,部分炎症性肠病患者对一些常见食物有敏感性,其中大米、牛奶、鸡蛋等过敏原最为常见。这些过敏原会导致炎症性肠病病友肠道黏膜受刺激而逐步趋向炎症状态。

药物学研究证实,维生素 C 作为一种强还原剂,在体内能够抑制组胺的生成,缓解组胺释放造成的过敏现象。医生通常建议有过敏反应的患者多补充维生素 C 含量丰富的蔬菜和水果，来对抗过敏原。生活中常见的富含维生素 C 的蔬菜和水果有青椒、弥猴桃、木瓜等。另外，胡萝卜中的 β-胡萝卜素也有调节血液中组胺平衡的功效，能有效缓解过敏症状。不过在过敏性疾病中，除组胺以外，还有很多介质和细胞参与，如前列腺素 E_2、乙酰胆碱、白介素 31 等。因此，除对组胺有调节作用的食物以外，还有很多食物也可以帮助缓解过敏症状。

1. 多食用大枣也很有效，红枣中富含的抗敏物质环磷酸腺苷可有效阻止过敏反应的发生。

2. 多摄取富含 ω-3 脂肪酸的食物，包括亚麻子油或补充深海鱼油等。ω-3 脂肪酸在调控过敏性炎症过程中，可以产生代谢和生物活性脂质调节因子，发挥有益作用。

3. 糙薏仁（红薏仁）中含有的糖蛋白成分

具有抗补体活性作用，与抗过敏有关。建议可适度食用糙薏仁。

4.食用大蒜可以帮助抵抗过敏原。美国马里兰大学的研究者认为，大蒜能增强人体的免疫功能，让人更好地抵抗感冒和过敏原。

陈　叶

要点 16

经常抽筋是由炎症性肠病导致的
缺钙引起的吗？

　　"抽筋"是我们平常的俗称，对这种现象
的医学用语是"肌肉痉挛"，指的是肌肉自发
的、突然的、猛烈的强直性收缩，造成肌肉的
酸痛一时无法放松。其中，最常见发生于小
腿和脚趾，在站着、坐着、躺着时都有可能发
生，发作时酸痛难忍，可持续几秒到数十秒；
少数时候，酸痛感还可以持续一整天甚至
更久。

　　虽然炎症性肠病患者在疾病活动期，钙
的消化、吸收和合成能力均不如正常人；钙流
失也大大高于正常人，但缺钙只是发生抽筋

的众多原因之一,有不少因素会导致抽筋,常见的有以下几种情况。

❖ 疾病原因

高热、神经病变、癫痫、破伤风、狂犬病都会引起抽筋,当然破伤风和狂犬病在临床上较少出现,并且其诱因较清晰,容易鉴别,导致抽筋的其他原因较为多样。

❖ 运动导致的抽筋

在剧烈运动时或者运动以后,大量出汗,没有及时补充水分,导致体内电解质失衡而引起抽筋。因此,在运动前需要做好热身和伸展运动,在运动中需要补充水分,最好喝富含电解质的运动饮料。炎症性肠病患者运动要适度,尤其在疾病的活动期建议以休息或者低强度运动为主。

❖ 药物导致的抽筋

一些药物会影响体内电解质失衡、激素

失调、神经反射异常,从而导致抽筋,因此在使用药物前需要咨询医生相关的副作用。

❖ **疲劳、睡眠不足、休息过多导致的抽筋**

疲劳、肌肉长时间收缩会产生大量肌酸、乳酸等代谢产物,这些酸性代谢产物的堆积均可引起肌肉痉挛。如长时间走路和运动,加上休息睡眠不足,都可以产生乳酸堆积。睡眠休息过多时,血液循环减慢,使得二氧化碳堆积,也可能会引起抽筋。炎症性肠病患者需要调节工作节奏、避免熬夜或者无规律的生活。

❖ **寒冷刺激**

冬季气温较低或在水温较低的水中游泳,易致使肌肉出现不自主的强直收缩,从而出现抽筋的症状。

❖ **姿势导致的抽筋**

维持同一个姿势太久,局部肌肉受压,下

肢血液循环不畅,也易导致抽筋。体形偏胖、孕妇、年老的炎症性肠病患者由于无形中处于较为特定的姿势,更易导致抽筋。

❖ **缺钙**

缺钙不是指骨质疏松。骨质疏松是骨骼缺钙,而导致抽筋的缺钙是血液中缺少钙离子。当血液中的钙离子失衡时,肌肉就无法维持正常的收缩和舒张,有时候就会发生肌肉痉挛。因此,饮食中需要有充足的钙。如果饮食无法提供足够的钙,可以服用一些钙剂补充。

抽筋该怎么办?

总之,炎症性肠病患者可以咨询自己的主治医生,增加一些钙剂补充。在日光不充足的秋季和冬季适时多晒太阳,多吃含维生素 D 的食物;保持身体正常站姿、坐姿和睡姿,避免神经血管受压;寒冷天气时,注意肢端保暖，也可做局部肌肉的热敷、按摩，加强局部血液循环。

陈　　叶

要点 17

对炎症性肠病患者疾病缓解期假期饮食有哪些建议?

俗话说:"每逢佳节胖三斤,仔细一看三公斤。"一年中,我们总会遇到不少假期,尤其是春节、"五一""十一"等小长假,躲不开同学、朋友、家庭各种聚会,然而走亲访友、高朋满座、喜气洋洋的节日里的各种饭局,对身体却是大考验,对于炎症性肠病患者则是更明显的考验。

根据 2020 国际炎症性肠病研究组织(IOIBD)指南对炎症性肠病患者的饮食指导,建议经常摄入水果和蔬菜;增加摄入天然来源 ω-3 脂肪酸;减少摄入饱和脂肪、反式脂肪和乳脂；减少摄入加工过的乳制品或富含麦芽糊精的食品；减少摄入含有羧甲基纤维素和聚山梨酯-80 等添加剂、三氯蔗糖或糖精等人造甜味剂以及纳米颗粒的加工食品。

另外，国人在假期聚餐期间往往出现一些共同的饮食特点：

◇ 大鱼大肉——高热量、高蛋白、高脂肪。

◇ 粮食、蔬菜摄入少——缺乏维生素 B 和维生素 C。

◇ 饮酒抽烟——高热量、肝肺损害。

◇ 瓜子花生、年货零食多——油脂含量较高。

◇ 运动减少、暴饮暴食——胃肠功能紊乱，体重增加。

上述饮食特点高发于假期的各种聚餐，无论对炎症性肠病患者还是对正常人群，都有不小的健康隐患。因此，在饮食方面，我们要坚持如下原则。

❖ 清淡少油

清淡饮食应该包括食材本身与烹调方式两个方面。针对食材,应格外注意高脂肪、高糖、高盐、高色素食物,这四类食物有一些代表性的"节日限定":

- 高脂肪食物:煎饺子、猪肥肉等。
- 高糖食物:八宝饭、汤圆等。
- 高盐食物:腊肉、火腿等。
- 高色素食物:蛋糕、果脯等。

这些食物的确是节日气氛的一大来源,但是切不可多食。多食易对健康造成伤害。

在烹调方式上,减少熏、炸、烤,增加煮、炖、蒸。即使很难做到,也一定要有少油、少盐、少糖的意识,在减轻胃肠负担、避免炎症性肠病复发的同时,也会降低心血管疾病的发生风险。

❖ 蔬果摄入

假期聚餐期间，虽然各种美食汇聚，让人应接不暇、难以取舍，但是仍然要保证每日摄入需求得到满足。一般情况下，一斤蔬菜、半斤水果即可获得充足的维生素 C 与膳食纤维，达到解除油腻、防止便秘的效果。对于炎症性肠病患者来说，要减少粗纤维水果蔬菜的摄入（如菠萝等）。

❖ 节制烟酒

过量的酒精会引起肝脏、大脑、神经系统、消化系统等多器官损伤，炎症性肠病患者建议少饮酒或者不饮酒。此外，假期聚餐时应特别注意：在服用头孢类和硝基咪唑类抗菌药物的同时不能饮酒，以免出现头痛、腹痛、呼吸困难、过敏性休克等症状。

❖ 少吃多动

假期聚餐时凉菜、热菜、点心、零食种类

多样,的确可大饱口福。但每日热量摄入易超过正常值,短时间的体重增长过快会让超重和肥胖隐患重重。此外,长假期间易久坐不动,建议起居仍然要规律,锻炼要充足。

假期饮食小贴士:

- ❖ 食品卫生要保障。
- ❖ 采购、储存都要符合食品卫生相关要求。
- ❖ 剩饭保存要合理。
- ❖ 蔬菜不隔夜,肉类隔夜后应该彻底加热。

如果发生身体不适,应及时就医,也可先通过互联网医院联系医生或者联系长期随访的炎症性肠病专科医生;如遇呕吐、腹泻等较为紧急的病情,要及时到医院急诊就医。

陈　叶

炎症性肠病患者假期如何合理休息？

期待放假是人之常情，但假期结束后，大部分人有休假后却比上班还累的感受。其实，相当一部分人不知道如何科学合理休息，这就会导致越休息越累，不仅长假期如此，周末也是如此。甚至还有不少炎症性肠病患者在假期过后会出现疾病复发的情况。

真正的假期应该是放松身心、恢复身体节奏、增加精力的好机会，以下是一些合理休息的建议。

首先，不要睡懒觉。很多朋友们在假期包括双休日都会习惯性地睡懒觉，以此作为平时早起工作的补偿。然而,研究证明"补觉"并不能按照数学上的逻辑补偿平时缺少的睡眠;相反,睡懒觉会导致头脑发晕,不利于身体健康。一般成年人在保证睡眠质量的情况下,每天只需要保持7～8小时的睡眠时间就足够了。

既不睡懒觉,还要保证充足的7～8小时睡眠时间,这就意味着熬夜也是不可取的。熬夜的大部分原因是电子产品的过度使用。因此,提议朋友们在晚上睡觉时不要接触电子产品,把手机或者平板放在远离床头的地方。有的人会习惯性地在睡前跟他人聊微信、刷微博或刷短视频,不知不觉就发现已经过了午夜。这样不但影响睡眠质量,也会因睡眠不足而削弱机体抵抗力,引起疾病复发。

除此之外,还要合理地控制打游戏和刷剧的时间。不少朋友到了假期就喜欢坐在电视机前面,有的喜欢打游戏,有的则喜欢刷剧,可谓"废寝忘食""不眠不休"。这不但不利于视力健康，还会影响生物钟，引起体内激素异常，从而对免疫系统造成影响。

病友们可以多参加户外活动，适当的、强度适中的户外活动，如散步、跑步、骑车、登山等，不仅有益于炎症性肠病患者身体健康，而且也能让我们呼吸新鲜空气、亲近自然、舒缓压力、放松心情。培养新爱好也是假期尝试新事物的好机会，学习新技能或培养新爱好可以让病友度过有趣、充实的假期，同时增强自己的能力和自信心。轻松和愉悦的心情是战胜疾病的第一步。

众所周知，免疫力的强弱与休息是否充分合理息息相关。病友们应该好好利用每个假期，充分调整好心理和生理状态，提高免疫力，用良好的精神状况和身体条件来维持长期缓解状态，享受美好人生。

陈　　叶

炎症性肠病患者的防暑小知识

　　夏季，是一年四季中的第二个季节。在我国，夏季从立夏（5月5—7日）开始，到立秋结束（8月7—9日）。大暑，二十四节气之一，正值三伏，是一年中日照最多、气温最高的时期。从古至今，民间各地有烧伏香、饮伏茶、晒伏姜、吃仙草、喝暑羊汤等风俗。诗人白居易在《消暑》中曰："何以消烦暑，端坐一院中。眼前无长物，窗下有清风。散热有心静，凉生为室空。此时身自保，难更与人同。"写出诗人心静自然凉的消暑方法。

　　相比于普通人群，炎症性肠病患者更易

出现中暑情况。比如肠道炎症活动期的患者、有肠外皮炎表现的患者和肠道炎症引起营养吸收障碍的营养不良患者,都是易发生中暑的人群。这类人群主要是因为消耗大以及腹泻导致容量不足而易发生中暑,除采取预防措施外,还应注意长时间待在空调房间中需要补水。开空调的房间要注意通风换气,温度不宜设定过低。室内外温差不能太大,一般控制在 5℃ 左右,且不能频繁在温差较大的环境中移动,室内温度最好不低于25℃。饮食宜避免冷热刺激,选用易消化的食物。

　　那么高温来袭,炎症性肠病病友们还有什么办法消暑呢?

　　在高温环境下,不论运动量大小,都需要增加液体的摄入,不要等到口渴才喝水。避免饮用过凉过甜的冰冻饮料,可选用温水、盐汽水、绿豆汤、大麦茶等来补充身体在流汗过程中所需要的盐分和矿物质。喝热茶不仅解渴，还能促进排汗散热，水温以 30～40℃ 为宜。

注意休息和饮食卫生，保证充足的睡眠，增强免疫力，睡觉时开空调时间不宜过长，长时间使用空调时注意开窗通风，保护颈椎、肩膀、膝盖等部位，避免躺在空调的出风口或电风扇风口下，以免患空调病和热伤风。不宜洗凉水澡，宜温水洗澡，温度以 35～37℃ 为宜。饮食宜清淡，补充蛋白质和维生素，多吃水果。中医建议冬吃萝卜夏吃姜。姜可升阳，生姜的某种成分可以杀菌，刺激性的气味又能刺激食欲，吃一些含姜的菜肴是夏日优选。

出行时要避免烈日暴晒，做好遮阳防护。夏日外出尽量避开高温时段，最好不要在中午前后在烈日下行走或劳动。因为这个时间段的阳光最强烈，发生中暑的可能性较高。

如果此时必须外出,一定要做好防护工作,如打遮阳伞、戴遮阳帽、戴太阳镜;注意防晒,有条件的最好涂抹防晒霜,避免长时间在太阳下裸晒皮肤。预防日光性皮炎,若出现皮肤红肿疼痛等症状,及时就医。衣服尽量选用棉、麻、丝类的浅色、透气性好的衣服,应少穿化纤品类服装,以免大量出汗时不能及时散热而引起中暑。

对于从事户外活动或进行高温作业的炎症性肠病患者,除及时补水降温、注意饮食卫生和休息外,应随身携带十滴水、人丹、藿香正气水或藿香正气丸等防暑药品,或将其放置在就近工作场所,随时使用,以防中暑发生。

陈　　叶

炎症性肠病患者出现便秘该怎么应对？

临床上，一般把因肠道蠕动减少而引起的排便困难、排便次数少（一般一周不到 3 次）称为便秘。部分患者还会出现其他症状，比如大便变硬、排泄不畅和排便时感觉到肛门被堵住，需要帮助才能排便等。便秘是常见的一种临床症状。

炎症性肠病患者的便秘通常是指排便不畅。炎症性肠病的症状主要包括腹痛、腹泻、便秘、黏液便等，其中排便不畅是炎症性肠病最常见的症状之一。造成炎症性肠病患者排便不畅的原因有很多，具体有：炎症性肠病本身的病理改变，导致肠道内环境发生改变；炎症性肠病患者本身存在肠道黏膜病变，导致肠道梗阻；炎症性肠病患者存在肠道菌群紊乱，导致肠道内环境发生改变；炎症性肠病患者存在肠道炎症反应，导致肠道蠕动减慢；炎症性肠病患者存在胃肠道功能紊乱，导致排便不畅。

对于炎症性肠病患者来说，最重要的是区别是不是由肠梗阻导致的便秘。肠梗阻是炎症性肠病常见的并发症之一，常使患者在不排便的同时出现腹胀、腹痛等症状，影响患者的生活质量。但是并不是所有炎症性肠病患者的腹胀、腹痛、便秘等症状都是由肠梗阻导致的。如果出现腹胀、腹痛、便秘，需要咨询炎症性肠病专科医生进行诊断和治疗。医生可能会使用各种检查方法来诊断是否为炎症性肠病肠梗阻，包括 X 线检查、内镜检查、血液检测、腹部 CT 扫描等，并进行治疗。

应该说,很多炎症性肠病患者的便秘与肠梗阻无关。炎症性肠病本身的疾病炎症改变会导致肠道内环境发生改变,从而影响肠道功能。主要表现为炎症性肠病患者常会出现肠道屏障功能障碍,这可能与肠上皮细胞受损和肠道通透性增加有关。此外,炎症性肠病患者的肠道菌群也可能发生改变,导致一些肠道菌群在肠黏膜表面异常定植;炎症性肠病患者常常会出现肠道免疫功能异常,这可能与 T 淋巴细胞和 B 淋巴细胞的活性增加以及 Th_1/Th_2 细胞因子的失衡有关;炎症性肠病患者的肠黏膜组织学改变也是一个重要方面,主要包括炎症细胞浸润、组织坏死、纤维化等,其中纤维化会影响肠道蠕动,但是纤维化并不意味着肠梗阻。

在排除肠梗阻以后,如何调整炎症性肠病的便秘?炎症性肠病患者缓解便秘的方法包括以下几种。

❖ **增加饮水量**

水是人体重要的组成部分，多饮水可以促进排便。每天可以饮 8 杯水（约 2 升），以保持身体水分充足，促进肠道蠕动。

❖ **饮食调整**

对于普通人来说，适当增加膳食纤维的摄入可以帮助肠道蠕动，促进排便；但是对于炎症性肠病患者，部分学者认为增加膳食纤维可能加重炎症性肠病。因此建议平衡膳食，不用刻意增加膳食纤维的量，比如不用刻意增加全麦食品、豆类、含纤维水果等的摄入。

❖ **运动**

散步、瑜伽、游泳等活动都是不错的选择，也可以尝试通过腹部肌肉锻炼来帮助排便。由于炎症性肠病是慢性疾病，所以建议选择强度不大的运动。

❖ **药物治疗**

一些药物可以帮助治疗便秘，如泻药、缓

泻剂、开塞露等。在使用这些药物前要咨询医生,以确保安全,尤其是炎症性肠病患者本身可能存在服用泻药导致腹泻的现象,因此不建议使用较为强烈的泻药。

❖ **排便训练**

定时排便可以帮助肠道习惯排便时间,从而缓解便秘问题。炎症性肠病患者可以尝试每天定时排便,或者逐渐增加排便的时间和次数。这样有助于建立良好的肠道习惯,从而更易缓解便秘问题。

❖ **心理治疗**

一些心理治疗可以帮助减轻便秘的不适症状,例如放松训练、冥想等。这些治疗方法有助于减轻便秘的不适症状,并且更易被人们所接受和应用到日常生活中。

沈　骏

要点 **21**

高血压患者如何改变生活方式？

高血压作为最常见的慢性病，很难与炎症性肠病联系在一起。然而，随着炎症性肠病患者年龄增长，高血压作为一种共病的概率明显增加。

那么炎症性肠病本身是否与高血压存在一定的关联？高血压在免疫介导疾病（如类风湿关节炎和银屑病）患者中普遍存在，并且还与全身炎症相关。然而，关于炎症性肠病患者高血压患病率的数据很少。从英国生物公共数据库中检索炎症性肠病发病率与高血压发病率的关系，发现与普通人群相比，炎症性肠病患者的高血压风险更高(溃疡性结肠炎患者的高血压风险为 10.9%,克罗恩病为 7.7%,非炎症性肠病为 7.1%),但与随后的高血压发生独立相关。除此之外,不要忽视炎症性肠病相关药物对血压的影响,如激素、他克莫司等;也有报道称高血压为英夫利昔单抗治疗克罗恩病的罕见不良反应之一。

对于高血压患者来说,长期坚持生活方式干预是高血压治疗的基石,合理使用降压药是血压达标的关键,两者缺一不可。其中,"健康生活方式六部曲"被广泛推荐,即限盐、减重、多运动、合理膳食、戒烟限酒、心态平和。

❖ 限盐

减少钠盐摄入,增加富钾食物的摄入,都有助于降低血压。世界卫生组织建议每日摄盐量应小于 6 克,老年高血压患者应适度限盐。

减少钠盐摄入的具体措施有：①减少烹调用盐及含钠高的调味品（包括味精、酱油）的使用；②减少含钠盐量较高的加工食品的摄入，如咸菜、火腿、各类炒货和腌制品；③在烹调时可以使用定量盐勺。

增加钾摄入量的主要措施有：①增加富钾食物（新鲜蔬菜、水果和豆类）的摄入量；②肾功能良好者可选择低钠富钾替代盐。

❖ **减重**

超重或肥胖的高血压患者可适当控制食物的摄入并增强锻炼，以控制体重。维持理想体重有利于控制血压，降低心血管病的发病风险，但老年人应注意避免过快、过度减重。

控制体重的措施包括控制食物的摄入、增强锻炼和行为干预。在膳食平衡基础上减少每日总热量摄入,控制高热量食物(高脂肪食物、含糖饮料和酒类等)的摄入,适当控制碳水化合物的摄入;提倡进行规律的中等强度的有氧运动,减少久坐。此外,行为疗法,如建立节食意识、制订用餐计划、记录摄入食物种类和重量、计算热量等,对减轻体重也有一定帮助。对于综合生活方式干预减重效果不理想者,推荐使用药物治疗或手术治疗。

❖ 多运动

高血压及高血压前期患者进行合理的有氧锻炼可缓解神经紧张,增加扩血管物质,降低高血压,降低心血管疾病的发生风险。因此,除日常生活的活动外,每周可以选择 4～7 天,每天进行累计 30～60 分钟的中等强度运动,如步行、慢跑、骑自行车、游泳等。运动可采取有氧、阻抗和伸展等形式,以有氧运动为主,无氧运动作为补充。但是运动强度应当因人而异，可以用运动时的最大心率来评估运动强度。中等强度运动为能达到最大心率[最大心率（次／分钟）＝220－年龄]60％～70％的运动。应当注意，心脑血管疾病高危患者在运动前需进行评估。另外，不推荐老年人进行剧烈运动。

❖ **合理膳食**

建议高血压患者和有进展至高血压风险的正常血压者，饮食富含新鲜蔬菜、水果、低脂（或脱脂）乳制品、禽肉、鱼、大豆和坚果，少含糖饮料和红肉，食用油每天少于 25 克（约半两），食用富含钾镁钙等微量元素、优质蛋白质和膳食纤维的食物。高血压患者控制热量摄入，血压降幅更大。

❖ **戒烟限酒**

烟草中含 2000 多种有害物质，会引起血管内膜损害、动脉硬化等一系列不良后果，不仅使血压升高,还会增加冠心病、猝死等的发生风险。戒烟虽不能降低血压,但可降低心血管疾病和肺部疾病的患病风险。同时,对于克罗恩病患者来说,必须要求戒烟。

有大量证据表明,过量饮酒是心脑血管病、肾功能衰竭、2型糖尿病、骨质疏松症、认知功能受损和老年痴呆等的风险因素。饮酒会诱发和加重炎症性肠病。重度饮酒者脑卒中的死亡率比不经常饮酒者高3倍。著名医学期刊《柳叶刀》有研究表明,想要最低限度免受损害,每周的酒精消费水平应为零。因此,戒酒是最好的方式。

❖ **心态平和**

精神紧张时,交感神经可能被激活,从而使血压升高,因此减轻精神压力非常重要。精神压力增加的原因主要包括过度的工作和生活压力,以及病态心理,包括抑郁症、焦虑症、A 型性格、社会孤立和缺乏社会支持等。高血压患者就医时,医生应该对患者进行压力管理,指导患者管理好自己的情绪,减少压力。另外,睡眠的时间、质量与血压的升高和心血管疾病发生风险有关。有研究表明,睡眠时间过短或过长也可能导致高血压的发生风险增高,在亚洲人群尤其明显。保证充足睡眠并改善睡眠质量,对提高生活质量、控制血压和减少心脑血管疾病并发症有重要意义。

童锦禄

合并糖尿病的炎症性肠病患者如何改变生活方式?

炎症性肠病患者发生糖尿病的风险增加。从流行病学来看,有研究结果显示,炎症性肠病与糖尿病存在显著相关性,炎症性肠病患者发生糖尿病的风险是普通人群的1.27倍。分组分析结果显示,与普通人群相比,溃疡性结肠炎患者发生 2 型糖尿病的风险增加1.44 倍,而发生 1 型糖尿病的风险无显著差异;克罗恩病患者发生 1 型糖尿病和 2 型糖尿病的风险均增加。从病因来看,炎症性肠病与糖尿病具有遗传相关性,胆汁酸修饰基因、蛋白酪氨酸磷酸酶非受体型 22 基因和蛋白酪氨酸磷酸酶非受体型 2 基因突变，均为炎症性肠病和糖尿病可能共有的致病因素。此外，在炎症性肠病和糖尿病患者中均发现转化生长因子-β、肿瘤坏死因子-α、核因子-κB、活性氧和其他信号分子水平升高，这也说明机体的慢性炎症反应是炎症性肠病和糖尿病的重要共同特征之一。

　　长期有糖尿病且得不到很好控制，会引起眼睛、肾脏、神经、血管、脑、心脏、足部等的组织慢性并发症，造成多器官慢性损伤、功能障碍甚至衰竭。那么，如果炎症性肠病患者合并糖尿病，该如何改变生活方式？

　　❖ 饮食干预

　　不管是对糖尿病患者还是糖尿病前期状态，饮食干预都是最重要的方式之一。很多人认为得了糖尿病不要吃甜的食物就可以了，其实这是一个普遍存在的防治误区，经常有患者会问:"我从来不吃甜食,怎么会得糖尿病呢?"其实,除糖之外,我们平时常吃的米饭、面食、薯类等各种食物最终都会在体内转化成糖的形式,如果我们吃得太多,超过我们自身分解利用的范围,血糖就会升高,这就是糖尿病患者需要控制进食的原因。还有一个原则:少量多餐。糖尿病患者每日进食建议有具体的量化标准:脂肪占 20%～30%,碳水化合物 45%～60%,蛋白质 15%～20%,尤其控制动物性油脂,这与炎症性肠病患者的饮食要求一致。然而,糖尿病患者需要多纤维饮食,而这在炎症性肠病患者需要适当控制。

❖ **增加身体运动**

运动可以使体内消耗增加,配合饮食方案,共同维持理想的体重,增加糖的利用,从而达到控制病情、预防并发症的效果。运动可以促进胰岛素分泌,使胰岛素工作更活跃。运动可以改善血液循环。

　　糖尿病患者参加运动要循序渐进,逐渐达标。需要注意的是,患者如合并高血压及眼部、足部等的并发症,一定要在医生指导下进行运动,避免发生意外。运动尽量选择在餐后 1 小时,每次维持 30～60 分钟,一般选择有氧运动,如慢跑、散步等。不建议剧烈的运动锻炼,以免肌肉拉伤。长期运动锻炼可以减轻体重,增加胰岛素的敏感性,有利于血糖的控制,对于延缓糖尿病慢性并发症的发生也有非常重要的作用。对于有严重并发症以及运动禁忌的患者,需要给出适宜的运动处方,避免相应的运动风险。

　　　　　　　　　　　　　童锦禄

使用电动牙刷刷牙真的比普通牙刷好吗?

牙周炎是口腔致病细菌、微生物与宿主免疫失衡导致的牙周组织慢性炎症,是口腔最常见的疾病之一。国外研究报道,0.7%～37%的炎症性肠病患者有口腔病变,其可出现在肠道症状之前、之后或同时发生。炎症性肠病和牙周炎都是慢性炎症性疾病,具有相似的病理反应过程和发病机制。炎症性肠病患者的肠黏膜免疫过度激活,改变肠道菌群构成,进而改变口腔菌群构成,导致口腔疾病;口腔菌群改变又可破坏肠道屏障,诱发或加重炎症性肠病。炎症性肠病造成铁、锌、维

生素 B_{12} 和 B_2、叶酸等缺乏,继发贫血、营养不良等可导致口腔疾病。也有研究发现,炎症性肠病可伴发唾液腺导管病变,唾液分泌减少,从而引发口腔疾病;同时,治疗炎症性肠病的药物也可能对口腔产生不良反应。因此,炎症性肠病患者将面临更多的口腔疾病。

刷牙是最基本的口腔护理习惯,也是绝大多数人的日常生活行为之一,是决定口腔健康的关键因素之一。有效去除牙菌斑是牙齿和牙周组织长期维持健康的关键。而对于牙周炎风险较高的人群,如果不能有效控制牙菌斑,一旦产生牙周炎病损,牙周情况将不断恶化。只有在牙菌斑控制良好的基础上,才能取得口腔治疗的成功。

随着人们生活水平的提高,越来越多的人选择购买电动牙刷来代替传统牙刷。目前,市面上电动牙刷品牌、种类繁多,可供选择的价格区间也有很多。那么,电动牙刷相比于传统牙刷,到底有哪些优点呢?

❖ 清洁能力

使用普通牙刷时,往往难以控制力度和方向,也很难完全应用国际标准的巴氏刷牙法,因此,清洁效率并不高。而电动牙刷刷头比普通牙刷小,对一些比较难清洁的区域,如大牙、智齿等,电动牙刷的清洁效果更好。

❖ 舒适感

电动牙刷清洁力度均匀,接触面更宽,能全面清理每个牙齿的表面和牙缝深处,从而可有效地清除牙菌斑。电动牙刷还有智能计时功能,可以控制刷牙时间,保证每个区域刷牙时间均匀。

❖ 减少损伤

除牙齿外,牙龈的健康也非常重要。电动牙刷往往带有保护牙龈的敏感模式,能更全面地保证口腔健康。

❖ **使用方便**

使用电动牙刷比使用普通牙刷省力，也容易培养良好的习惯。

当然，有些人群是不适合用电动牙刷的，比如严重的牙龈炎和牙周炎患者。如果只是轻度炎症，使用电动牙刷时少量出血是没关系的，坚持一段时间后口腔卫生改善了就不会出血了；但如果牙龈红肿明显，刷牙时出血明显，则应暂停使用电动牙刷。刷牙的正确方法是：牙刷向牙龈方向倾斜 45°，放在牙齿与牙龈交界的地方，左右轻轻震颤，然后顺次移动刷旁边的牙。

◇ **电动牙刷的使用注意事项**

（1）使用电动牙刷时不应用力过大，以免造成局部损伤。

（2）不建议儿童使用电动牙刷。由于儿童对牙刷的控制不足，可能使牙刷长时间停留在某一部位,导致牙龈或颊面损伤。

(3)电动牙刷的刷头属于易耗品,长期使用易磨损和滋生细菌,使用 3 个月后需要更换刷头。

(4)如果发现牙刷部件有松动或破损,应立即停止使用,以免造成损伤。

童锦禄

要点 **24**

炎症性肠病患者可以服用冬虫夏草吗?

冬虫夏草是一种补阳药,为麦角菌科真菌冬虫夏草菌寄生在蝙蝠蛾幼虫上的子座和幼虫尸体的干燥复合体。冬虫夏草是我国特有的中药材,它与人参、鹿茸并列为三大补品。经常有炎症性肠病患者问:"我是否可以服用冬虫夏草?"

冬虫夏草化学成分为:①核苷酸:虫草素、腺苷、尿嘧啶等;②虫草多糖;D甘露醇(虫草酸);③甾醇类:麦角甾醇、胆甾醇等,另含粗蛋白、脂肪及脂肪酸、维生素 B_{12} 等。具有以下药理作用:①免疫调节,虫草多糖具有双向性调节作用；②镇咳、祛痰和平喘，冬虫夏草、虫草菌舒张支气管作用明显；③雄性激素样作用，调节恢复试验雄鼠的性功能紊乱；④抗肿瘤，冬虫夏草对小鼠肺癌的原发灶和自发性肺转移、淋巴瘤有抑制作用。冬虫夏草另有抗菌、抗肿瘤、抗疲劳、抗衰老、抗心肌缺血、保护肾等作用。冬虫夏草一般入汤剂，煎汁服用，也可以制成散剂或丸剂服用。煎汁内服时，常用量为 3～9g。野生品由于价格昂贵，用量较小。

根据一些研究，冬虫夏草具有一定的免疫调节和抗炎作用，但是它也可能引起过敏反应或与某些药物相互作用。此外，冬虫夏草的质量和来源也可能影响其安全性和有效性。因此，在服用冬虫夏草时，应选择正规渠道的产品，并按照说明正确使用。目前，还没有确切的证据表明炎症性肠病患者可以服用冬虫夏草，因此建议在服用之前先向医生咨询意见,同时应在专业中医指导下使用,不可自行随意使用,更不可随意听信中药偏方和广告宣传,因为有部分患者服用冬虫夏草后出现疾病复发。

童锦禄

炎症性肠病患者如何应对高尿酸血症？

高尿酸血症又称痛风，是一组嘌呤代谢紊乱所致的疾病，其临床特点为高尿酸血症及由此而引起的痛风性急性关节炎反复发作、痛风石沉积、慢性痛风性关节炎和关节畸形，常累及肾脏，引起慢性间质性肾炎和尿酸肾结石形成。

尿酸经肠道的排泄与尿酸转运蛋白和肠道菌群有关，肠上皮细胞存在各种尿酸转运蛋白，比如 ABCG2、SLC2A9 等，当这些尿酸转运蛋白表达异常时，就会导致尿酸排泄异常。目前，关于炎症性肠病患者尿酸水平的相关性研究较少,受很多因素影响,其中炎症性肠病治疗药物对尿酸水平的影响不容忽视。研究发现,炎症性肠病患者使用 5-氨基水杨酸后对肾功能造成一定负担,并影响血清尿酸的分泌与排泄,临床中尚未观察到使用生物制剂后尿酸水平的变化。

　　肾结石是炎症性肠病患者最常见的泌尿系统并发症,主要由草酸钙和尿酸组成。药物预防及治疗方法如下。①碱化尿液:可通过预防性口服碳酸氢盐或枸橼酸钾、枸橼酸镁等碱化尿液,当尿液 pH 为 6.5~7.0时,可增加尿酸溶解度,防止尿酸结石形成,同时也可抑制草酸钙晶体与尿酸晶体异源成核形成,防止草酸钙结石形成,但过度碱化(pH>7.0)反而会促进草酸钙结石形成,同时也会增加磷酸钙和碳酸钙等结石形成风险。②减少尿酸排泄:可通过减少肉类和高蛋白食品的摄入来实现,必要时可加用别嘌呤醇(每天

300～600 毫克),其可抑制黄嘌呤和次黄嘌呤转化为尿酸。③补充钙:可通过增加膳食或口服碳酸钙(每餐 1～4 克)等钙补充剂来结合肠道中的游离草酸,从而降低严重高草酸尿症患者的结石发生风险。然而有研究表明,使用钙补充剂可能增加血清钙水平,促进血管钙化,从而增加心血管事件,而膳食钙对血清钙水平的影响比钙补充剂小得多,因此增加膳食钙的安全性优于钙补充剂。④胆碱胺、吡哆醇、盐酸司维拉姆、噻嗪类药物等均有助于增加尿草酸排泄。

童锦禄

要点 **26**

发热降温的方法有哪些?

在正常情况下,我们的身体就像一个巨大的恒温器,可通过调节产热和散热维持稳定良好的体表温度。当机体异常并造成体温过高时,如果不能及时降温,就有可能对各个器官尤其中枢神经系统造成不利的影响。

炎症性肠病患者因疾病活动本身可以引起发热,一般会伴有消化道症状,如腹泻、腹痛等。此类发热需要专科医生处理。更多情况下,炎症性肠病患者由于本身抵抗力较弱,使用生物制剂或免疫制剂等更易罹患流行性感冒,这部分患者一般可以在家庭自行应对。

　　一般发热的降温方法主要有两种,即药物降温和物理降温,具体使用哪种方法应根据患者发热病情和程度决定,通常低热优先选择物理降温。

　　物理降温起效快、不良反应小、简单且安全、适用范围广,是较好的降温方法之一。物理降温利用热传导等物理原理来降温,操作比较方便,可以使用热毛巾(不推荐酒精)擦身体,加速血液流动,从而引起散热。也可以用冷毛巾敷在颈部、腋下或腹股沟区等大血管处,通过降低血液温度,也能起到降低体温的作用。再者,适当喝水,喝水会使人易出汗,因为身体需要把汗液给蒸发走,就会把热量带走,这时也有助于降低体温。降温时机应及时准确,才能达到理想的降温效果。当患者全身发冷、控制不住地寒战时,若进行物理降温,并不能有效降低体温,反而刺激身体进一步升温,起反作用,所以这时更应该给患者做好保暖,等待寒战消失。当患者的寒战逐渐消失,出现面部潮红、呼吸加快、体表摸起来发热并感到干燥口渴时,就是物理降温的正确时机了。

❖ **擦浴降温法**

擦浴降温法是常用的物理降温方法之一。38～40℃温水擦浴法使用略高于体温的温水擦拭、按摩身体,可促进血管扩张,加速散热,进而达到降温的目的。

❖ **冰敷降温法**

冰是除水之外我们最容易想到的降温工具了。最常见的方法就是直接用纱布裹着冰块放在额头上降温,即冰袋降温。但冰袋的内容物也有讲究。研究发现,10%的盐水冰袋比清水冰块降温效果更好。盐水冰袋内的冰呈霜水状,相比于成块的冰,与体表的接触面积更大,也更易于固定。

药物降温也就是使用退热药物。一般高热或者物理降温效果不明显时可以选择，但具体用药需在专业医生指导下进行。常见的有对乙酰氨基酚、布洛芬等，其主要机制是作用于人体体温调节中枢，启动散热机制来降温，包括通过外周血管扩张、出汗等方式调节体温。需要关注的是，相比于布洛芬，对乙酰氨基酚的胃肠道副作用较少。

然而，物理降温虽好，但不是万能的，如果病情继续加重，还是要及时就医，配合药物治疗，才能尽快痊愈。

童锦禄

紫外线对人体有哪些危害？如何防紫外线？

许多炎症性肠病患者有 1 种或多种肠外表现，其中近 15％的炎症性肠病患者存在皮肤表现。一项研究表明，炎症性肠病患者发生黑色素瘤的风险高于一般人群，其黑色素瘤的汇总粗发病率为 27.5/10 万人年。克罗恩病和溃疡性结肠炎患者发生黑色素瘤的风险均升高。生物制剂和硫嘌呤类药物会增加黑色素瘤的发生风险。同时，炎症性肠病可能累及眼部，往往导致巩膜炎、结膜炎或葡萄膜炎。葡萄膜炎可影响人体视力，甚至会致盲。炎症性肠病患者眼部表现的发生率为

$4\%\sim10\%$，克罗恩病患者可能更多见。

紫外线是阳光中波长为 $10\sim400$ 纳米的光线，一般情况下不能被我们人眼所看到，但是它能够使许多物质激发荧光，易使照片感光。强烈的紫外线对皮肤和眼睛都可能造成损伤。在光化学反应的作用下，紫外线可以引起细胞内一些核蛋白和酶变性，被紫外线照射后，在经过 $6\sim8$ 小时的潜伏期后会出现一系列不适症状，包括肤色变黑、皮肤干痛、表皮皱缩、起疱脱落等。

❖ 紫外线的危害

（1）对皮肤的危害：一般情况下，紫外线不会对皮肤造成严重的损害，但是当皮肤接收到强烈的紫外线照射时，会引起皮肤发红、产生色斑甚至导致光照性皮炎，皮肤上会出现红斑、发痒、水疱、水肿，长期照射会增加皮肤癌、黑色素瘤的发生风险。紫外线还会破坏深层皮肤，导致真皮细胞坏死和代谢紊乱，使得皮肤失去弹性,提早衰老,出现皱纹,并使皮肤的抵抗力减弱,易出现感染。

(2)对眼睛的危害:紫外线直接照射我们眼睛时,眼睛受伤的程度与照射的时间会成正比,照射的时间越长,危害越大,能够引起结膜炎、角膜炎、光照性眼炎等,同时还有可能增加白内障的发生风险。

❖ **如何防紫外线**

(1)外出尽量避开紫外线最强时段。上午 10 点到下午 3 点是一天中光照最充足也是紫外线最强烈的时段。如果不需要出行,就尽量在室内活动。

(2)做好物理防晒。可以通过佩戴遮阳帽、撑遮阳伞、穿防晒衣等物理方式进行全方位防晒,这样可以避免皮肤被长时间高强度暴晒。平时穿着可以防御紫外线的衣物,最好穿着浅色的棉、麻质地服装。不管是何种质地,只要纱织细密达到一定厚度,就可以遮挡紫外线。

（3）涂抹防晒霜。出门前半小时就应在皮肤裸露部分涂抹防晒霜，并达到每平方厘米2毫克的涂抹量，效果最好。使用防晒霜前先清洁皮肤。如果是干性皮肤，适当抹一点润肤液。在涂防晒霜时，不要忽略脖子、下巴、耳朵等部位。同时还要记得隔几个小时补涂一次。选择防晒霜的SPF指数和PA。夏天的早晚、阴雨天，一般选用SPF指数低于8的产品即可；中等强度阳光照射下，SPF指数达8～15较好；在强烈阳光直射下，SPF指数应大于15。

（4）佩戴防紫外线的眼镜。人的眼睛长时间面对强烈紫外线，可能会引发白内障等眼疾。眼睛不要对着太阳看，在下雪天尤其注意。因此，建议外出佩戴能防紫外线的眼镜，做好眼睛防护。

童锦禄

肛瘘患者磁共振检查有哪些注意点？

肛瘘是肛门直肠瘘的简称，是外科常见疾病，指直肠或肛管因肛门周围间隙感染、损伤（包括医源性）、异物、肿瘤等病理因素，与肛门周围皮肤相通所形成的异常通道，由原发性内口、瘘管、继发性外口构成。肛瘘是克罗恩病最常见的肛周病变，文献报道的发生率可高达 43%。

磁共振对软组织分辨力高，可以较好地显示肛门直肠壁各层次组织结构，尤其是肌肉软组织，从而有助于肛瘘的诊断和了解周围炎症的侵及范围。磁共振的图像能直接显示肛瘘的内口、瘘管位置、数目、走行与肛门内外括约肌、肛提肌的关系。相对于其他影像学检查方法,磁共振检查有独特的优势,具有无创性、高准确性的特性,对临床选择正确的治疗方法具有重要的意义。

❖ **检查前准备**

(1)做检查前应将金属物品摘取出。在做磁共振检查时,身上通常不能带金属异物,如手表、假牙、钥匙、避孕环等,此类物品可能会对磁共振检查产生影响,不利于病灶的显示。体内如有金属植入物,请查阅植入物说明书,并明确场强要求。

(2)对于耳部有疾病患者、安装有心脏起搏器的患者以及怀疑眼球内有金属异物的患者,禁止进行检查,以免金属受到强大磁场的吸引力产生移动而危及患者的生命。高烧、昏迷、癫痫、幽闭恐惧症患者,及儿童和妊娠

3个月内妇女,应避免做磁共振检查。

　　(3)患者要尽量放松心情,配合医生,避免紧张、过分担忧的情况。并且检查过程可能会出现比较大的噪声,为防止听力损伤,还可以戴上耳塞。

童锦禄

要点 **29**

关于实名领药的那些事儿

在炎症性肠病患者,失眠很常见,至少 1/3 患者报告有中度失眠,很多患者需要开具失眠药物处方。然而,在上海各家医院,医生开好处方后,到药房取药时会被要求出示本人的有效证件,并对准机器进行人脸识别。以上情景在门急诊药房领药时也多有发生,虽然患者及其家属都能积极配合完成人脸识别进行实名领药,但对于哪些药需要人脸识别、为什么要实名领药等一些问题,领药人可能不太清楚。

根据《关于加强医疗机构特殊管理药品

监管监测工作的实施方案》工作要求,凡开具麻醉药品、精神药品和含麻黄碱类复方制剂药品(简称"特殊管理药品")的,需要携带本人有效证件(二代身份证或新版社保卡),在药房窗口进行人脸识别之后才能取药。代配药者须同时携带患者和代配人有效证件在药房窗口进行人脸识别之后才能取药。

❖ **哪些药品属于特殊管理药品而需要实名领药？**

特殊管理药品包括麻醉药品、第一类精神药品、第二类精神药品、含麻黄碱类复方制剂及含麻精药品成分的处方药。麻醉药品,如硫酸吗啡缓释片、盐酸吗啡片、磷酸可待因片、盐酸羟考酮缓释片、盐酸哌替啶注射液、盐酸吗啡注射液、盐酸布桂嗪注射液、芬太尼透皮贴剂;第一类精神药物有奋乃静、阿立哌唑、氟哌啶醇、奥氮平、三氟拉嗪、异丙嗪等;第二类精神药品包括艾司唑仑片、阿普唑仑片、氯硝西泮片、佐匹克隆片、右佐匹克隆片、地西泮片、苯巴比妥片、奥沙西泮片、酒石酸唑吡坦片、地西泮注射液、地佐辛注射液、注射用苯巴比妥钠等;含麻黄碱类复方制剂包括麻滴鼻液、氨酚伪麻那敏口服溶液、氨酚伪麻美芬片和(或)氨麻美敏片Ⅱ(日夜百服宁)等;含麻精药品成分的处方药包括氨酚双氢可待因片、洛芬待因片、洛芬待因缓释片、复方福尔可定口服溶液等。

❖ **为什么要进行人脸识别?**

为实现特殊管理药品在医疗机构采购、储存、调配、使用等全环节、全链条的闭环管理和有效监管,坚决防范麻精药品的非法贩卖,助力医疗质量和水平提升,切实保障用药安全和医保资金使用效益,在领取特殊管理药品时需要进行人脸识别。

❖ **实名领药的流程**

（1）出示本人有效证件，如二代身份证、实体社保卡、电子医保卡、护照（境外居民可出示）、港澳台居民通行证等。

（2）对准机器，进行人脸识别。

（3）验证通过，药师发药。

❖ **特殊管理药品是否可以代领？**

患者本人如有特殊情况无法取药的，可以由代办人领取。代办人需要同时提供患者及代办人双方的有效证件，并由代办人进行人脸识别，核验成功后即可代领。

童锦禄

要点 ③⓪

食物过敏原与炎症性肠病

　　食物过敏原是指某些食物中含有的蛋白质、多糖或其他物质,它们可以引起人体对这些物质的异常反应,导致免疫系统异常激活,产生过敏反应。常见的食物过敏原包括牛奶、鸡蛋、花生、大豆、小麦、贝类、坚果等。在食物过敏中,免疫系统对牛奶或鸡蛋等通常无害的食物反应过度。如果人体接触到这些食物中的某种,免疫系统会释放免疫球蛋白 E (IgE)。当人体接触到触发食物时,IgE 会引导机体释放组胺。这种化学物质会引起轻微的症状,如皮肤发红、喉咙痒等,也可以发生严重的危及生命的情况，如呼吸困难、休克等。

一方面，食物过敏原引起的免疫反应可能诱导肠道炎症，从而加重炎症性肠病患者的症状。例如，约 30% 的溃疡性结肠炎患者对某些食物过敏原存在过敏反应，这些过敏反应可能导致肠黏膜炎症恶化。另一方面，一些食物过敏原可能通过影响肠道菌群而影响炎症性肠病的发生和发展。近年来的研究表明，肠道微生物是维护肠道健康和免疫系统平衡的关键因素，而一些食物过敏原可能破坏这种平衡，从而导致肠道免疫反应和炎症的增加。

需要注意的是，并非所有的食物过敏原都与炎症性肠病有关。一些食物过敏原，如鱼类、坚果和虾等，可能引发急性过敏反应，但它们与炎症性肠病的关系并不明确。如果患者有食物过敏症状，检测可能有助于确定哪些食物会困扰患者,这样就可以把它们从饮食中剔除。

皮肤或血液测试可以帮助过敏专科医生判断患者是否对食物过敏。皮肤过敏测试包括将一小块可疑食物放在皮肤下,如果形成红色肿块,则表明患者可能对其过敏。血液测试检查血液样本中的抗体 IgE,可能需要一周或更长的时间才能得到结果。这些测试虽然有助于识别食物过敏,但也可能产生假阳性的结果。这意味着即使患者在接触某种食物过敏时没有任何过敏症状,测试结果也可能表明患者对这种食物过敏。

食物过敏的一种治疗方法是从饮食中消除有害的食物。首先,需要弄清楚哪些食物会引起过敏反应。我们可以通过记日记的方式,持续几周记录所吃的每种食物。寻找炎症性肠病患者难以耐受的一些食物,例如牛奶和其他乳制品、鸡蛋、坚果(如核桃、杏仁、腰果和山核桃）、小麦、大豆、鱼类、贝类和人造甜味剂等。一旦确定了可能触发过敏反应的食物,就把它们从饮食中剔除;然后重新引入这些食物,一次测试一种,看过敏症状是否会复发。

童锦禄

泌尿系结石与炎症性肠病

1968 年，Gelzayd 等首次报道了泌尿系结石与炎症性肠病之间的联系，研究发现 885 例炎症性肠病患者中有 7.2% 伴发肾结石。泌尿系结石是常见的炎症性肠病肠外表现之一。炎症性肠病患者泌尿系结石的发病率和患病率均高于普通人群。丹麦一项以全国人口为基础的队列研究表明，炎症性肠病患者（3% 发生泌尿系结石）发生泌尿系结石的风险较非炎症性肠病患者（2% 发生泌尿系结石）高 1.5 倍。

许多因素可以促进炎症性肠病患者泌尿

系结石形成,如男性、疾病活动、肠道手术、疾病表型及病变部位(肠管狭窄与肛瘘、肛裂、肛周脓肿等肛周疾病等)、使用非甾体抗炎药和缺少体育锻炼(每周少于一次)等都可以增加结石的发生率。尿石症形成的重要风险因素有尿低 pH(pH≤6.0)、高尿草酸盐、低尿枸橼酸和低尿镁水平等。早期识别危险因素并进行预防干预,对预防结石的形成及避免相关严重并发症具有重要意义,最终提高患者生活质量,改善预后。对于炎症性肠病患者泌尿系结石的防治,目前暂无治疗指南或专家共识,可采取多学科管理模式干预:加强饮食宣教,限制患者脂肪(若存在高草酸尿或脂肪泻,脂肪摄入限制在 40～60 克/天)和草酸盐的摄入(富含草酸的食物包括绿叶蔬菜、巧克力、草莓和茶等),增加液体摄入量。

炎症性肠病患者对草酸盐的吸收较健康人多,尿液中常含有大量草酸盐(＞45 毫克/

天），从而易形成草酸钙结石。当尿液 pH 降低或尿量减少导致尿酸过饱和时，更易形成尿酸结石。通过碱化尿液，增加水和柠檬酸盐的摄入，可以预防尿酸结石的形成。复发性肾结石可能与慢性肾病和终末期肾病的发生发展有关，早期识别疾病并通过饮食调节、药物治疗以及手术等方法管理患者尤为重要。另有一些研究者提倡炎症性肠病患者定期行上尿路成像检查检测肾结石，并且尽早选择外科手术干预。

　　泌尿外科医生应参与到炎症性肠病患者的管理团队中。对于尿路感染、肾绞痛、尿路梗阻所致肾功能不全的患者，有必要进行手术治疗，如体外冲击波碎石术、输尿管镜碎石术、经皮肾镜碎石术等，且后腹腔镜输尿管切开取石、机器人辅助碎石取石术等新术式具有微创、安全、清石率高的优势。

童锦禄

如何预防呼吸道过敏性疾病?

呼吸道过敏是指在吸入过敏原时,机体免疫系统会释放好多炎性化学物质,引起咳嗽、哮喘等过敏反应。咳嗽常常可以由以下因素引起:吸入尘螨、花粉、真菌、动物皮毛、硫酸、二氧化硫等,呼吸道感染,食物过敏和呛咳,气温、温度、气压或者空气组成改变,情绪激动、紧张不安,剧烈运动,药物等。

除外来因素外,炎症性肠病患者也可能同时合并呼吸道疾病。荟萃分析发现,在高达 40% 的炎症性肠病患者可发现肠外呼吸系统表现,可累及呼吸系统的任何区域,包括气道、肺实质、胸膜和肺血管系统。大气道是炎症性肠病患者最常见的气道受累部位,占肠外气道表现的 39%,包括声门下和(或)气管狭窄、支气管扩张、哮喘、支气管炎、毛细支气管炎和慢性阻塞性肺疾病。气道受累在溃疡性结肠炎中比克罗恩病中更常见。支气管扩张是炎症性肠病患者中最常见的肠道外大气道表现,约占气道受累患者的 2/3。呼吸道受累可能由与炎症性肠病相关的原发性炎症、继发于免疫抑制治疗的机会性感染或药物毒性作用直接引起。

❖ **如何预防呼吸道过敏?**

预防可以分为生活干预和医疗干预两个方面。

◇ **生活干预**

对于婴幼儿,提倡母乳喂养,降低发生过敏的可能性。

　　在花粉和灰尘较多的时期,关闭好门窗,留在室内,采用一些过滤设备,勤打扫,减少接触粉尘。

　　避免接触霉菌、尘螨、动物皮毛、羽毛、飞蛾、柳絮、蚕丝等过敏原,它们可能诱发过敏反应。在户外或工作时戴上防花粉口罩。

　　减少烟雾、油烟、汽油以及油漆的吸入,这些物质会刺激呼吸道而诱发过敏反应。

　　在湿度较高或较低的天气出门需要做好一些防护措施,因为湿润和寒冷的空气也有可能导致过敏反应。

　　避免感冒和呼吸道感染,尤其在春秋季节需要做好感染的防护工作。

　　避免易导致疲劳的生活方式和比较大的情绪波动。

　　治疗心血管疾病等的一些药物可能诱发呼吸道过敏,在服用之前需要询问医生。

　　加强体育锻炼,增强体质。

◇ 医疗干预

可以在医生的指导下使用一些激素、鼻腔清洗剂等来预防过敏反应。

最新研究表示,定期反复接触过敏原,可以减少过敏的症状,防止过敏的进一步发展。需要注意的是,必须在医生的允许以及指导下才可以使用该方法来预防呼吸道过敏。

童锦禄

要点 33

围产期抑郁的预防

围产期抑郁症主要指孕妇在妊娠期间或者产后一年内所发生的抑郁症,主要体现在生理方面和心理方面。生理方面则表现为各种不适,比如气促、头痛、胸闷、消化不好、便秘、皮肤瘙痒等。心理方面表现为兴趣减退、记忆力下降、思维迟缓、情绪低落、消极悲观等。抑郁和焦虑是妊娠期间最常见的心理健康问题。英国的一项调查显示,大约 12％的女性患有抑郁症,而 13％的女性在某个时候患有焦虑症,许多女性有抑郁和焦虑。分娩后的第一年,抑郁和焦虑也会影响 15％～

20％的产后女性。每1000名妇女中会有1～2名女性患有产后精神病。

对于妊娠期和产后不到一年的女性，患抑郁症的风险逐年上升。不仅如此，与围产期抑郁症发展有关的临床风险因素还有很多，包括：①抑郁症的个人史或家族史；②身体或性虐待史；③计划外或意外妊娠；④当前生活压力大；⑤妊娠糖尿病以及妊娠期间的并发症（例如早产或流产）；⑥社会因素，如社会经济地位低下、缺乏社会或经济支持，以及在青春期时父母对其的影响等。此外，产后不适应、睡眠不足、照顾婴儿过于疲劳等，也是抑郁症的诱发因素。

如果子女或母亲有如下表现，则需要考虑母亲存在围产期抑郁的可能性。

（1）如果子女出现以下的情况，应该引起注意：①新生儿的出生体重偏低；②早期停止母乳喂养；③疫苗接种和其他预防卫生措施减少了；④儿童认知功能受损，有行为问题和精神障碍；⑤日常行为改变，发生消极行为，如敌对行为、强迫行为、分离倾向等；⑥积极的行为较少，如表扬、玩耍等。

（2）当母亲有这样的表现时，也应该引起注意：①既往有抑郁史；②社会经济因素，如低收入、未成年父母或单亲家庭；③近期发生家庭暴力行为；④当前的抑郁或焦虑症状。

围产期抑郁症的预防措施有以下几个方面。

（1）在妊娠期间要保持心情愉快，可以通过听音乐等方式转移注意力。

（2）保证充足的休息及睡眠，必要时向家人求助，以缓解自己照顾孩子的劳累。

（3）适当进行户外活动，以分散注意力和保持心情舒畅。

（4）运用医学心理学、社会学知识，在分娩过程中对产妇多加关心和爱护。

（5）善于与家人及朋友分享经验、交流情感。

（6）分娩前做好角色转变的心理准备。

（7）家属应给予产妇更多的情感关怀，多多体谅产妇，产后要帮助产妇共同照顾孩子，避免产妇过度劳累，并为其创造安静、健康的家庭环境。

童锦禄

要点 **34**

踝关节扭伤的预防

炎症性肠病患者在锻炼身体时可能会发生踝关节扭伤,其中原因可能是骨量减少、骨质疏松或者运动损伤等。经常跑步的人懂得保护好自己的双腿,而脚踝的保护也是同样重要、不可忽视的。意外总是不可避免,脚踝扭伤是日常生活和运动中很常见的损伤。在脚踝扭伤发生后,部分人休息一两天就能得以恢复,但较严重的伤者可能会出现肿胀、疼痛,有时甚至一两个月也无法正常承重和行走;有些患者甚至会造成习惯性崴脚。

踝关节扭伤一般多见于运动或者行动不

便的人群。有些运动项目,如篮球、排球、足球、橄榄球和越野跑等,具有反复跳跃、经常变向或在不平的路面上跑步等特点,其踝关节扭伤的发生率较高。行动不便的人则易在生活环境道路不平的地方发生踝关节扭伤。

踝关节扭伤的风险因素分成内在因素与外在因素。内在因素是指增加外踝扭伤风险的个体特点,包括损伤史、年龄、性别、体格特征(身高、体重、体脂率等)以及肌肉骨骼特征(平衡能力、本体感觉、活动度、肌力、解剖学排列以及韧带松弛程度等)。外在因素是指个体发生踝扭伤的外在条件,一般包括外部支撑的使用、运动、比赛强度以及神经-肌肉训练水平等。踝关节不稳定的特征包括较大程度的趾骨曲度、步态中足跟落地时内翻、步行时足间距减少、跳跃后落地稳定时间延长、姿势晃动以及踝内翻向心肌力下降等。此外,踝前与踝内翻测试显示韧带松弛与踝关节不稳定有关。另外一些研究也支持骨性特征(包括距骨曲度增加、距骨前置以及慢跑时足背屈角度不足)是导致踝关节不稳定的潜在风险因素。

❖ **预防措施**

(1)我们要提高对预防踝关节运动损伤的认识,克服麻痹大意。

(2)对脚踝进行必要的保护。对于踝部曾经有经常性足踝扭伤的跑者,建议在曾受伤的脚踝处使用运动专用的胶布或者护踝进行固定的压力保护。这个方法可以在很大程度上预防再扭伤。

(3)选择适合自己的跑步场地。建议初级的跑者一定要选择在相对平坦无异物的路面上进行运动,对于跑步者而言很多无法预知的运动伤害来自外界的干扰。

(4)跑步前,对踝关节做必要的热身动

作。对于跑者来说,热身运动是极其重要的,它不仅能对人体的韧带和肌肉组织进行预热,还可以最大限度地提高身体组织应对运动过程所带来的压力以及冲击力的耐受性。

(5)踝部日常的力量与平衡性训练。对于运动而言,一切保护都不如自身的强大更让人心里踏实。预防足踝扭伤最好的方法就是通过力量训练,增强踝部的基础力量以及踝关节的平衡性。

(6)当活动中不慎发生足过度内翻时,身体应顺势向受伤足的外侧倒地,以减轻踝关节扭伤的程度。足从高处落地时注意减少脚的伸直度,尽量避免用足尖着地而用前脚掌着地,这样既可减轻震动,又可减少踝扭伤。

童锦禄

胆结石与炎症性肠病

研究显示,炎症性肠病患者中胆石症的患病率为 12.4%,高于一般人群的 10%;尤其在克罗恩病患者,胆石症的患病率可达 14.9%,较一般人群增加约 1 倍,胆囊结石、胆总管结石和肝内胆管结石的发病风险均增高。而溃疡性结肠炎患者胆石症患病率为 5%～10%,与一般人群患病率相近,且仅有胆囊结石发病风险增高。

炎症性肠病患者易合并胆石症的机制尚未完全阐明,可能与以下机制有关:克罗恩病的病变主要在末端回肠,因病变影响或手术切除末端回肠,进而导致胆汁酸吸收减少或丢失过多,胆汁酸的肝肠循环增加,胆汁中胆固醇过饱和,最终促使胆结石形成。当炎症性肠病患者末端回肠切除后,胆汁中胆固醇过饱和使回肠微环境改变,导致细菌过度生长,厌氧菌的定植增多可以解离胆汁酸,从而减少肠黏膜对胆汁酸的吸收。克罗恩病患者因长期禁食导致的胆囊动力减弱也会导致胆汁浓缩、胆固醇过饱和,进而形成胆结石。

胆石症的典型症状为右上腹疼痛、发热、恶心和(或)呕吐等,但临床中多数患者症状不典型,需行腹部超声检查。对于临床高度怀疑胆石症而腹部超声检查为阴性的患者,应行 CT 或磁共振检查进一步明确诊断。对于有症状的胆囊结石患者,首选胆囊切除术治疗;对于无症状患者,不建议预防性行胆囊切除术。对于胆囊功能正常、X 线检查阴性的胆固醇结石患者,口服熊去氧胆酸有较好的溶石作用。胆总管结石患者由于发生胆管炎或其他并发症的风险较高,建议行内镜下十二指肠乳头括约肌切开术取石。肝内胆管结石患者若无其他肝脏疾病,无症状的只需定期随访,有症状的应采取多学科综合治疗策略。

童锦禄

炎症性肠病患者需要减肥吗？

一般来说，炎症性肠病特别是克罗恩病患者消瘦较多见。一项关于 IBD 患者的横断面研究显示，15%～40%的炎症性肠病成年患者处于肥胖状态［体重指数（BMI）≥30kg/m²］，另外 20%～40%的患者超重。国内肥胖人群比例要低。克罗恩病和溃疡性结肠炎患者中，肥胖的比例相似。肥胖可能与克罗恩病患者患病风险增加有一定的相关性，但与溃疡性结肠炎患者的患病风险无关。肥胖的炎症性肠病患者诱导缓解的难度更大，疾病复发的风险增加，住院的负担和成本更高。肥胖的炎症性肠病患者由于药物动力学改变和肥胖介导，所以对生物制剂的应答通常也较差。肥胖的炎症性肠病患者外科手术治疗也更具有挑战性。

虽然减肥对大多数克罗恩病患者来说，就是"凡尔赛"。但是针对肥胖的炎症性肠病患者这部分特殊人群，鉴于肥胖对炎症性肠病自然史和治疗效果的负面影响，治疗肥胖可能会改善其预后。虽然目前尚无针对炎症性肠病患者有意减重的干预性研究，但对包括银屑病在内的其他自身免疫性疾病患者通过饮食和（或）生活方式干预的减重试验表明，有意减重可以改善临床结局，减重程度仅 5％ 就可以看到明确的效果。

减肥的目的是减少皮脂的含量，适当增加肌肉含量，保持健康的体脂率以及体重指数，改善机体各器官系统的健康状况。减肥的原理是机体摄入的热量低于消耗的热量，而减少热量摄入最直接有效的方法就是适当减少食物的量,所以正确节食可以说是成功减肥的必备因素。节食的方法主要是控制富余的食欲,减少或杜绝较正常饮食多出来的进食(如饭后加餐、高热量的夜宵、非正常饮食时间的甜点、含糖饮料等)。若要追求较明显的减肥效果,可在正常饮食的基础上稍降低量,但底线是保持规律的饮食习惯、满足身体正常的热量需求并有均衡的营养。适当、科学地节食,可以起到一定的减肥效果,且不会影响身体健康。但节食效果的好坏很大程度上取决于是否坚持以及是否合理地运动。

童锦禄

要点 37

炎症性肠病患者如何安全有效地进行体育锻炼?

人是由很多个组织器官组成的。随着年龄的增加,各个器官功能逐渐衰退。因此,一些不怎么活动的人稍加活动就会感到心慌气促和劳累。而适度的锻炼可以减缓器官功能衰退的速度,使得器官变得更有活力。

运动对健康有哪些好处? ①运动可以使得气血流动,肌肉对氧气的需求增加,因此血液和氧气供应增加,心肌收缩和肺部气体流通增加,心功能和肺功能得以改善; ②运动能够使关节得到锻炼,防止关节发生肥大增生或者僵硬,防止肌肉萎缩,防止骨骼缺钙和疏松,同时运动可以促进新陈代谢,消耗能量,防止肥胖;③运动可以改善心肺功能,使氧气的供应增加,因此能够改善神经系统功能,有助于解除神经紧张和焦虑情绪,有助于睡眠;④运动能够调节神经反射,增加胃肠道的分泌和蠕动强度,从而促进食欲,防止老年人胃肠功能紊乱,经常运动的人食欲好,吃得香甜、睡得安然。

对于炎症性肠病患者,轻度至中度运动被认为对炎症性肠病是安全的。对于久坐不动或轻度活动的炎症性肠病患者,适度散步或瑜伽可以改善生活质量和压力水平,通常不会加重炎症性肠病的症状。专家建议每周3~5天以最大心率的60%进行30分钟的适度运动。他们还建议每周进行2~3次抗阻力运动,以减少骨质疏松的发生。一些研究表明,这种水平的活动可能降低活动性疾病的发生风险。然而,高强度运动对严重克罗恩病或溃疡性结肠炎患者的安全性尚不清楚。高强度运动可能导致胃肠系统血流量减少，从而增加炎症性肠病患者的肠道运动能力。

❖ 柔韧性练习

柔韧性练习有助于增加肌肉的弹性。它们包括拉伸和运动范围练习，可以改善关节的运动，如伸展运动和瑜伽。研究结果表明，瑜伽可以改善炎症性肠病患者的生活质量和疾病活动情况。目前，确定瑜伽是否能改善克罗恩病或溃疡性结肠炎相关症状的研究证据有限。

❖ 力量训练

力量训练有助于提高肌肉能力，从而为关节提供支撑和稳定性，如举重，或利用体重进行深蹲、俯卧撑和仰卧起坐等运动。缓解期（非活动性疾病）的力量训练可以最大限度地减少炎症性肠病患者(尤其是下肢)肌肉功能的损失。凯格尔运动(也称盆底肌肉训练)可以增强盆底肌肉功能,这些肌肉支撑子宫、膀胱、小肠和直肠。有些因素会削弱盆底肌肉功能,如严重便秘、超重、手术、衰老、妊娠和分娩等。

❖ 耐力(有氧)运动

步行是最常见的低强度到中等强度的运动。在一项针对非活动性或轻度活动性克罗恩病患者的研究中,42%的患者报告疾病相关症状减轻,58%的患者报告身体形象和生活满意度改善。后来的一项研究发现,与疾病活动显著恶化的对照组相比,运动组的症状显著减轻。游泳也被证明有助于减少炎症和缓解关节疼痛。

童锦禄

要点 **38**

如何使用益生菌？

　　肠道是体内正常细菌定植的主要场所，人体的肠道菌群具有数量大、多样性、复杂性和动态性的特点。早期研究提示，溃疡性结肠炎和克罗恩病多发生于肠道细菌浓度高的结肠和回肠末端，肠道菌群与炎症性肠病的关系也越来越受到关注。分子生物学技术帮助我们深入认识肠道菌群。多项肠道菌群或粪便菌群研究发现，炎症性肠病患者的肠道菌群构成及代谢较正常人群发生了明显变化：乳杆菌、双歧杆菌减少，放线菌、变形菌、拟杆菌等增加，菌群多样性减小，稳定性降低,尤以克罗恩病患者表现更明显;但个体间菌群差异较大,未发现特异性致病菌。与健康人群相比,炎症性肠病患者的有益菌和有害菌平衡受到破坏,某些特定菌群通过释放炎症因子和直接作用于肠上皮细胞及免疫细胞而调节黏膜免疫。

益生菌有利于人体的健康,可以生产某些维生素和氨基酸,分解有毒食物、复杂碳水化合物(包括乳糖),形成短链脂肪酸等,可能有助于治疗炎症性肠病。益生元是一种刺激微生物群(微生物组中的生物体)生长的纤维,比如蒜、洋葱、芦笋、韭菜、大麦、香蕉、苹果、燕麦、海草、热可可和麦麸等都含有益生元。当益生元与益生菌结合时,它们被称为合生元。

一项研究发现,益生菌在预防溃疡性结肠炎发作方面与美沙拉秦效果类似。然而,另一项研究发现,益生菌在预防突发事件方面并不比美沙拉秦更有效。还有一项研究发现,与安慰剂相比,使用益生菌对克罗恩病患者的症状和体征缓解或预防复发没有相关益处。同样,最近的另一篇文献也报道称没有发现益生菌诱导克罗恩病缓解方面的证据。一些临床研究表明益生菌对储袋炎有治疗作用。

❖ **益生菌应用的注意事项**

(1)益生菌服用时间:益生菌服用时间能影响活菌到达肠道的数量,多数研究推荐益生菌与食物同服,但食物温度不能过高,煮熟的燕麦片加牛奶的保护效果最佳;布拉氏酵母菌基本不受食物的影响。益生菌为活的微生物,应避免与抗菌药物同时服用,以免影响疗效。若需同时应用抗菌药物,则应加大益生菌剂量或错开服药时间,最好间隔 2～3 小时或以上。布拉氏酵母菌、酪酸菌和芽孢杆菌制剂对抗菌药物不敏感,可与抗菌药物同时使用。

(2)不良反应:益生菌安全性高,毒性小,但个别患者可出现腹痛、腹泻、腹胀等消化道症状,随着服用时间延长,症状会自动消失。益生菌是安全性很高的一类药物,罕见的不良反应有菌血症等。对免疫功能低下的老年人,在应用时注意观察。

(3)储存方式:除地衣芽孢杆菌、酪酸梭菌、凝结芽孢杆菌、枯草杆菌制剂可常温保存外,其他肠道微生态制剂需低温保存,注意避光、密封。由于益生菌是活菌,储存期间易死亡,所以建议尽量使用出厂时间较近的产品。

童锦禄

要点 39

熬夜对炎症性肠病患者有哪些影响?

在自然界中,从最简单真核细胞到高等动植物,其生命活动均表现出一定的规律周期变化,称之为生物节律。生活中有不少人存在熬夜的行为。但是,长期熬夜易使人体健康受到损害。现代生活方式的改变造成一些人昼夜节律紊乱,这种功能障碍被认为与炎症性肠病有关。研究发现,昼夜节律紊乱导致结肠炎动物模型的肠道炎症情况明显恶化。熬夜会破坏人体的生物钟,导致内分泌紊乱和免疫力下降,进而影响肠道菌群平衡和肠道屏障功能,造成肠道炎症反应加剧,从而诱发或加重炎症性肠病的发作。多种生物节律紊乱行为(如睡眠障碍等)与炎症性肠病发病有关,同时炎症性肠病导致生物钟改变的风险增加,这都提示生物钟改变与炎症性肠病之间存在联系。

长期熬夜会导致肾上腺糖皮质激素分泌紊乱,人体免疫系统的清除和修复功能降低,使人体易出现疲劳、精神不振、感冒、胃肠感染等。同时,皮肤和黏膜等免疫防御器官的结构及其内部的炎症细胞功能也会发生改变,机体抗感染能力下降以及皮肤敏感程度增高,使过敏和自身免疫性疾病等免疫系统相关疾病的发生率增加。

熬夜会带来哪些危害呢?

❖ **影响肝脏健康**

有些人在熬夜后反而感觉自己更加精神了,这其实是身体亢奋的一种表现,说明机体已经受到了损伤。在经常熬夜的情况下，人体器官功能容易下降，特别是肝脏的损伤十分严重。因为在睡眠不足的情况下，人体肝脏排毒能力下降，就易导致体内垃圾毒素堆积而降低肝脏功能。

❖ **降低大脑功能**

在经常熬夜的情况下，人的大脑功能易下降，甚至会出现记忆力下降、思维迟缓、反应迟钝的情况，这些都与熬夜有关。为了防止大脑功能下降，平时需要保证充足的睡眠时间，积极提高大脑功能。熬夜还可能增加患者的精神负担，影响心理健康，导致压力增大，抑郁情绪加重，进而影响肠道神经内分泌系统的正常功能，从而影响肠道健康。

❖ **引发头晕、头痛**

在经常熬夜的情况下，血液健康会受到影响。因为人处于长期睡眠不足的情况下，大脑神经组织紧张过度,且对大脑血管造成刺激,那么人体就易感觉到明显的头晕、头痛。这时就需要及时调整睡眠时间,合理安排补充睡眠来避免头晕、头痛加重。

❖ 出现黑眼圈

在长期熬夜的情况下,会出现明显的黑眼圈,甚至会出现眼睛疲劳、干涩的情况。因为只有在睡眠充足的情况下,人的眼睛才可以得到静养,防止眼睛部位黑色素沉淀过多而形成黑眼圈。

❖ 影响皮肤健康

在长期熬夜的情况下,人们可以发现皮肤状态明显下降。睡眠充足时,人体气血充足,脸部肤色状态佳。而经常熬夜之后,身体循环代谢能力下降,就易出现色斑、皱纹等,这些都与身体衰老有关。因此,平时需要保证充足的睡眠,以免皮肤发黄、粗糙等问题出现。

❖ **降低免疫力**

在长期熬夜的情况下,人体免疫功能易下降。因此,有必要保证充足的睡眠,以提高人体的免疫功能,而免疫功能增强是预防疾病的有效措施。如果免疫功能持续下降,那么人体患疾病的概率会增加。因此,平时一定要注意科学的睡眠。

熬夜有时确实会让人感到放松和快乐,但长期熬夜对身体的危害不小,充足的睡眠对于调节身体机能和代谢是至关重要的。因此,炎症性肠病患者应该保持规律的作息时间,尽量避免熬夜。同时,良好的心理健康也是维护肠道健康的关键,可以通过适当的运动、放松等方式来缓解身心压力,促进身体康复。

童锦禄

流感高发季，预防很重要

流行性感冒（简称流感）是由流感病毒引起的一种急性呼吸道传染病，其易变而又不可预知，常常大面积暴发，成为社会的关注点。流感的症状包括寒冷、咳嗽、疲劳、发热、头痛、流鼻涕或鼻塞、喉咙痛、肌肉疼痛、呕吐和（或）腹泻等（儿童比成人更常见）。大多数感染流感病毒的患者在几天到几周内会感觉好些。

流感通常被认为是一种季节性疾病，不会造成太大的风险，在没有任何持久影响的情况下，大多数人会康复。

　　然而,对于炎症性肠病等慢性疾病患者来说,情况可能会有所不同。炎症性肠病患者发生其他并发症的风险可能更大,这在很大程度上取决于其病程和任何肠外表现。然而,炎症性肠病患者患流感时发生并发症的风险可能会增加。有一项临床研究表明,患有流感的炎症性肠病组患者住院率约为6%,而没有流感的炎症性肠病组的住院率为2%。与健康组相比,炎症性肠病患者在感染流感病毒后1个月内住院的人数更多。另一项研究使用了一个大型健康数据库的数据,对10万多名炎症性肠病患者进行了调查,并将他们与40万健康人的数据进行比较。这项研究表明,炎症性肠病患者在基线时患肺炎的风险已经增加。这些患者发生并发症的风险更高,如心脏组织炎症(心肌炎)、大脑炎症(脑炎)或肌肉炎症(肌炎或横纹肌溶解症)、多器官衰竭(如呼吸衰竭和肾衰竭)和败血症。

流感的预防比治疗更关键。那么除了穿暖点等老生常谈的保暖措施外，医学上还有哪些预防措施呢？

❖ **一般预防**

流感作为传染病的一种，其流行也离不开三个基本环节：传染源、传播途径、易感人群。在流感易感季节，切断传播途径就显得尤为重要了。避免去人群密集的地方，远离有流感症状的人，有助于避免病毒感染。然而，并不是每个人都能在生病时待在家里，避开其他人，尤其在症状轻微的情况下。因此，在室内要保持居室卫生通风，同时不要忘记多运动，增强免疫力，流感自然会远离。

❖ **注射流感疫苗**

避免流感病毒感染的最好方法是每年接种流感疫苗。注射流感疫苗不会引起流感。

接种流感疫苗会使身体产生对抗流感病毒的抗体。这有助于身体在从流感患者那里接触到流感病毒后抵御流感病毒。

炎症性肠病患者应该定期接种,其中含有灭活流感病毒的疫苗。他们不应该接种鼻喷雾剂流感疫苗,因为这种疫苗是活的、减毒的(弱化的)流感病毒。无论他们是否正在接受抑制免疫系统的药物。流感有几种不同的类型。流感疫苗会经常改进以包括当年最有可能出现的毒株。这就是每年接种流感疫苗很重要的原因。

感染流感病毒会增加肺炎和住院的风险。接种肺炎疫苗将有助于避免感染流感病毒的人出现肺炎的并发症。因此,炎症性肠病患者也应该接种肺炎球菌疫苗来预防肺炎。

童锦禄

哪种类型的音乐能辅助炎症性肠病患者缓解病情？

　　音乐与炎症性肠病似乎没有直接的联系，但音乐对于调节情绪、舒缓身心却有着重要的作用。炎症性肠病患者常受到疾病活动、生活工作压力等影响，存在各种情绪问题。这些问题常常会加重患者的不安，导致焦虑、失眠等不良状态。那么，音乐是否有改善这些不良情绪的作用呢？哪些音乐比较适合炎症性肠病患者？

　　音乐常被分为各种类型，如古典音乐、流行音乐、民族音乐、摇滚乐等，这些音乐常给人不同的欣赏感受。但从身心健康的角度，并不是每一种音乐都适合炎症性肠病患者。通常来说,节奏舒缓悦耳的音乐比较适合,如轻音乐、新世纪音乐等,但这并不能一概而论。舒缓的音乐中,旋律明快的音乐常更适合患者,更易于解除患者焦虑、不安等情绪。而有一些舒缓的音乐,旋律可能阴暗、悲伤,反而易诱发悲观情绪,尽管同属舒缓的音乐类型,但并不推荐炎症性肠病患者经常收听。

节奏感强烈的音乐常带有较为正面的情绪激励作用,一些音乐适合运动时收听,对人的自主神经系统、行为和判断力有一定的影响。这类音乐虽然不需要完全避免,但只适合在运动等特定场合短暂收听。长期收听可能造成患者自主神经功能紊乱,导致失眠、情绪异常等问题,对于改善患者的心理状态可能起到负面的作用。

大音量的音乐也是一些年轻人所喜爱的,一些患者可能在嘈杂的环境中收听这些音乐。这样的做法除影响听力外,长期、反复收听也会影响神经系统,不能起到改善负面情绪的作用,有时甚至会加重不良情绪。特别是在高分贝噪声环境下收听大音量音乐,往往是音乐融入噪声,对人的身心产生不利的影响。

不同时间收听的音乐类型也有一定的讲究。运动时,可收听一些节奏感较强烈的音乐。睡觉前,则适合听一些旋律悠扬舒缓的音乐或一些模拟自然的声音,以帮助入眠。进餐时则不适合听音量过大的音乐,一些旋律明快的音乐有助于促进食欲。例如快餐店常会在顾客进餐时播放一些旋律明快的流行音乐。对于炎症性肠病的患者,这些做法也是一样的。

目前也有一些研究报道采用音乐疗法改善炎症性肠病患者的情绪。总而言之,选择合适的音乐无论是对患者还是对普通人,都有改善情绪及健康的作用。

乔宇琪

要点 42

炎症性肠病患者容易疲劳怎么办?

有不少炎症性肠病患者在就诊时会告诉医生有疲劳、乏力的感觉,这也是炎症性肠病患者的常见临床表现之一。关于疲劳和乏力,首先应该从疾病本身和患者精神情绪两个方面来看待。

❖ **疾病本身**

炎症性肠病患者常常存在营养消化吸收不良的问题,部分患者甚至难以正常进食。营养状况的异常常会导致患者体虚、乏力,这与一些慢性消耗性疾病并无二致。对于这类情况导致的疲劳、乏力,还是需要从疾病治疗本身寻找解决办法。例如对于疾病活动期患者,应尽早尽快采用治疗手段控制炎症和疾病活动,以逐渐恢复营养、饮食及生活的正常状态。

目前,评估患者营养状态的方法有很多,最简便易行的方法为测量患者身高、体重,计算体重指数(body mass index,BMI),使用体重(kg)除以身高的平方(m^2)得出结果,BMI在 $18.5\sim25kg/m^2$ 一般为正常值。体重指数还可用于了解营养状况的改善情况。其他检测手段包括血红蛋白、血清白蛋白、前白蛋白水平及人体成分分析(bioelectrical impedance,BIA)等。尽管营养状况可以影响患者的精神状态,但就患者个体情况而言,仍有差异。一些小肠部分切除术后的患者可能存在特定维生素(如维生素 B_{12}、维生素 D)缺乏,这些情况同样可以导致患者精神、精力受影响,应予以针对性的干预。

❖ **精神情绪**

除疾病本身的影响以外,患者的精神情绪状况是导致其易疲劳的另一个原因,这同样值得引起我们的重视。炎症性肠病患者中,存在焦虑、抑郁情况的并不少见,而这些不良情绪甚至可以对患者家属产生影响。对于此类问题,尽管目前有研究在关注,但仍未引起足够的重视。因此,除治疗疾病本身以外,对患者心理健康的关注也是极为重要的。如果患者经常存在失眠、易怒、焦虑、健忘、情绪低落等情况,那么其自身的心理健康一定不能忽视。与普通人群一样,如果出现一些异常且不能改善的不良心理状况,应当及时到医院的心理门诊或心理科就诊,寻求帮助。及时的干预可以帮助患者摆脱不良情绪的困扰,也有助于疾病治疗。在这点上,医患双方的配合是必不可少的。

　　当然,也有些患者经常会向医生询问,可不可以服用这样或者那样的"补药"来应对易疲劳的状态。其实,许多所谓的"补药"所含成分不清,对炎症性肠病的治疗也并无益处,一些甚至可能存在潜在的风险。因此,不推荐患者在出现疲劳等状况时随意服用"补药"。如果觉得近期反复出现疲劳或情绪不佳的状况,应及时与医生沟通。

乔宇琪

炎症性肠病患者如何选择正确的健身方式？

　　健身是现代人生活中重要的组成部分。从体能消耗较少的步行、伸展，到体能消耗较多的跑步及肌肉训练，都是普通人日常健身的选择。那么，炎症性肠病患者如何选择健身方法呢？

　　首先，患者应当对自身的疾病有充分的认识。特别是需要了解自身的疾病是否处于缓解期，这一点至关重要。缓解分成两种主要类型，一种是临床症状缓解，另一种是内镜和影像学缓解。对于溃疡性结肠炎获得内镜下缓解，或克罗恩病同时获得内镜和影像学缓解的患者,如果没有明显肠道结构性损伤,可以考虑选择与普通人一样的健身模式,但炎症性肠病患者是否可以选择与普通人一样的健身模式,还需听取医生的建议。国内外有一些运动健将是克罗恩病患者,这些病友曾获多枚奖牌。因此,对于一些没有并发症且恢复良好的患者,一切皆有可能。

对于仅获得临床缓解但没有达到内镜及影像学缓解的患者来说,不能像恢复良好的患者一样选择所有的健身模式,尽管一些患者并没有明显的临床症状。在选择健身模式前,患者需要充分了解自身的营养状况。通过血生化、人体成分分析等手段,了解自身是否存在营养不良或特定的营养缺陷,在此基础上选择合理的运动模式和运动强度。对于没有获得内镜及影像学缓解或有肠道结构性损伤的患者,如果没有症状,经评估达到临床缓解且营养状况良好,在与医生沟通后,可以考虑选择一些中等强度以下的健身模式。长跑、负重等高强度训练、健身模式易造成肠道血供不足，引起肠道并发症的风险较高，因此并不适合。

有症状的疾病活动期患者通常仅适合一些轻度的活动，如步行。存在消化道出血、穿孔、梗阻等肠道并发症的患者，在特定情况下需要卧床休息，不适合进行健身活动。如患者难以自行判断，可以征询医生的建议。

无论选择何种健身方式，都应视身体状况和疾病恢复情况来决定。完全不运动，或者无视疾病情况进行高强度运动，都是不可取的。

乔宇琪

炎症性肠病患者如何正确饮用牛奶?

牛奶是我们日常生活中常见的饮品,牛奶中包含人体必需的多种营养要素,除水和优质的乳清蛋白外,牛奶还含有多种微量元素、维生素、矿物质等。这些营养要素能够促进钙元素吸收,帮助强化骨骼、牙齿,帮助人体增强免疫力。对于儿童,牛奶能够促进生长发育。对于成人,牛奶同样有助于机体组织的生长和恢复,补充人体所需要的钙和微量元素。

然而,多数炎症性肠病患者对牛奶是望而却步的。一些患者因为食物过敏原检查提示存在牛奶相关的 IgG 抗体，对牛奶敬而远之；有些患者则因为饮用牛奶后易出现腹泻、大便次数增多等不适症状而停止饮用；也有一些是因为医生的建议。事实上，对牛奶"一刀切"的做法并不可取。

在国际炎症性肠病研究组织（IOIBD）的饮食推荐中，对于炎症性肠病患者饮用牛奶并没有特别的限制，但强调患者不能饮用未经巴氏消毒的牛奶。巴氏消毒法是指通过一定的温度和时间（例如将牛奶加热到 75～90℃，保温 15～16 秒）对牛奶进行灭菌。巴氏消毒法在对牛奶消毒的同时，也保留了奶制品的更多营养成分。我们目前可在市面上购得的鲜奶都是巴氏消毒奶，这类牛奶通常需要冷藏保鲜，保质期也相对较短，一般不超过 1 周。我们在市场上还可以见到常温保存的牛奶。这类牛奶大多采用利乐包装，保存的时间更长。这些常温保存的牛奶是高温灭菌奶,在有效杀灭牛奶中微生物的同时,也会对一些营养成分造成破坏。对于炎症性肠病患者,这两类牛奶其实都是可供选择的,但并不是所有的患者都适合饮用牛奶。

炎症性肠病患者不耐受乳糖、脂肪的情况较为普遍。日常销售的牛奶大多为全脂含乳糖的牛奶,这与牛奶的消毒方法关系并不大。为了满足不同的需求,乳品企业也会推出部分成分剔除的牛奶以供选择。最常见的包括脱脂牛奶和无乳糖牛奶,部分乳品企业也将无乳糖牛奶称为舒化奶。如果患者对牛奶有需求,但是不能耐受其中的一些成分,则可以考虑选择这些成分剔除的牛奶。也有患者会问,是否可以饮用酸奶。从理论上讲,炎症性肠病患者可以饮用酸奶,但市场上销售的酸奶往往含有一些添加剂成分,选择时应当注意。对于一些处于疾病活动期、正在使用全肠内营养的患者,应考虑避免饮用牛奶。

与医用的肠内营养液或肠内营养粉相比,牛奶的营养成分仍不算均衡。对牛奶中抗原不耐受的患者,也应考虑避免饮用牛奶,而采用肠内营养制剂替代。

除传统意义上的牛奶以外,市场上还有各种各样的牛奶加工产品或含乳饮料,其中有些产品含有较多添加剂,并不适合炎症性肠病患者饮用,因此在选购时需要格外小心和注意。

牛奶饮用量在成人以一天 400～500 毫升为宜,过量饮用牛奶也可能起到适得其反的效果。对于炎症性肠病患者而言,要绝对避免饮用未经巴氏消毒的生牛奶。另外,牛奶不宜与水果及酸性饮料一起食用,也应尽量避免空腹饮用。

乔宇琪

炎症性肠病患者如何预防药物过敏?

炎症性肠病患者会使用不同类型的药物对原发疾病进行治疗,其中包括糖皮质激素、免疫抑制剂、生物制剂,以及在合并感染时使用抗菌药物等抗感染药物。药物的使用过程中难免会发生过敏等不良反应。目前,尚无办法绝对预防药物过敏反应的发生,但仍有一些与药物过敏相关的注意事项值得患者关注。

避免食用易引起过敏的食物。我们在生活中常会接触到各种各样的食物。对于炎症性肠病患者而言,出现食物不耐受的概率高于一般人群,出现食物过敏的情况也并不少见。对于用药期间的患者来讲,食物过敏和药物过敏往往难以鉴别。由此类原因导致治疗药物停用也实属可惜。因此,患者在用药期间应尽量避免食用海鲜等易引起过敏的食物。

在使用炎症性肠病药物的同时减少其他药物的使用。尽管不同药物之间很少存在交叉的过敏反应,但对于初次使用的药物,尤其生物制剂或生物制品,应尽可能谨慎,特别避免与其他非炎症性肠病药物同时使用。例如接种疫苗等初次使用的药物,应当尽量避开常规使用生物制剂前后的1周内的时间,以免因为初次使用的药物出现不良反应而影响常规药物治疗。

及时就诊,鉴别与过敏无关的不良反应。皮疹是过敏反应的常见表现,但并不是所有皮疹都是由药物过敏引起的。一些皮下注射的药物常会出现注射局部红肿,这些皮肤表现是否属于过敏仍需要结合皮肤科医生建议进行综合判断。一些生物制剂在使用过程中偶尔也会出现皮肤瘙痒等不良反应,但并不是所有的皮肤不良反应都需要中止治疗。这时,医生的判断尤为重要。因此,出现此类药物不良反应需要及时就诊、与医生沟通,并请相关科室会诊。

避免使用保存不当的药物。炎症性肠病患者常常需要使用生物制剂,此类药物对保存要求较高,运输过程需要冷链。因此,一定要通过正规渠道获取药物。自行外购往往会增加药物保存不当的相关风险。患者在注射前也应仔细检查药物性状有无异常,如发现药物存在絮状沉淀等异常情况,应及时与医生护士沟通,避免药物保存不当导致的药物不良反应。

尽管药物过敏与不良反应不能完全预

防,但有些做法可以帮助减少此类问题的发生。如果出现患者自身无法判断的情况,应及时就诊,与医生沟通。

乔宇琪

炎症性肠病患者是否要避免食用蛋类制品?

　　蛋类与蛋类制品是日常生活中的常用食物,为我们提供了优质蛋白的选择。但有不少炎症性肠病患者认为蛋类可能会导致疾病活动,从而避免食用蛋类制品。那蛋类和蛋类制品是否真的会导致疾病活动呢?

　　有一点是明确的,到目前为止,没有任何炎症性肠病指南或共识意见要求患者避免食用蛋类。鸡蛋也是克罗恩病排除饮食(Crohn's disease exclusion diet,CDED)的一个重要的组成部分。CDED 或称克罗恩病排除饮食,是近年由以色列沃尔夫森(Wolfson)医疗中心的 Arie Levine 研究团队设计的饮食方案。CDED 的饮食逻辑是剔除"西方饮食"中的加工类食物和添加剂,因为这些物质会导致肠道菌群失衡,增加肠瘘的发生风险,刺激先天性免疫系统,同时导致肠道黏膜受损,细菌从肠道内转移到身体其他器官组织。对于没有蛋类过敏的缓解期炎症性肠病患者,没有必要担心食用鸡蛋会诱发炎症性肠病活动。但对于患者来讲,食用蛋类也不是一概而论的,特别是疾病活动期的患者,尤其要注意这一点。如果患者存在明显的肠道病变,尤其是小肠病变,应当听从医生的建议。如果医生已经建议使用完全肠内营养治疗,则不应当自行进食其他食物。如果患者同时存在蛋类潜在过敏风险,也应当避免食用蛋类。医生通常会给予患者相关的检查和建议。

　　尽管目前临床指南并没有要求炎症性肠病患者禁止食用鸡蛋,但对于蛋类制品的选择应当慎之又慎。目前,绝大多数的蛋类制品属于加工类食品,里面或多或少含有食品添加剂。多数炎症性肠病饮食指南和推荐中提到要求患者避免食用加工类食品,而食品添加剂对患者的危害也是显而易见的。因此,包括蛋糕在内的各种蛋类加工食品,如非必要,不建议患者食用。

蛋类制品的选择,对于炎症性肠病患者也是因人而异的。如果对自身疾病状况或者食物的选择存有疑惑,可以及时与炎症性肠病专科医生沟通,以获得更为精准的解答。

乔宇琪

炎症性肠病患者如何改善肌肉减少的问题？

　　炎症性肠病(尤其克罗恩病)患者常常在疾病活动期存在营养不良的情况。当疾病累及小肠时,小肠的营养吸收功能或多或少会受到影响。小肠功能受损及全身炎症消耗引起营养不良的同时也易造成肌肉减少。因此,多数炎症性肠病患者或多或少存在此类问题。在以往的研究中,曾发现炎症性肠病患者握力降低、人体成分分析肌肉含量减少的情况,一些患者同时伴随有内脏脂肪含量增多等情况。这种情况不仅存在于疾病活动期患者,也同样存在于一些疾病缓解期患者,而他们的体重指数（BMI）却可以是正常的。因此，肌肉营养不良问题需要引起患者足够重视。

那么炎症性肠病患者如何改善肌肉减少的问题呢？首先，改善营养状况必不可少。营养不良时，机体合成的蛋白质会随之减少。由于机体首先需要合成生命所必需的蛋白质，例如免疫球蛋白、白蛋白等，相应肌蛋白合成会有所减少，所以患者无论处于疾病活动期还是疾病缓解期，保证机体能量和蛋白的供应，对于预防肌肉减少都是尤为重要的。疾病活动期患者需要遵从医嘱进行营养补充和蛋白补充，一些肠道病变严重患者甚至需要通过鼻饲给予肠内营养。对于疾病缓解期患者，保持均衡营养和蛋白质供应也是非常重要的。有不少患者在选择半流质饮食时喜欢粥、稀饭一类的食物，这些食物的主要成分是淀粉，而蛋白质的含量很少，因此仍有必要补充肠内营养粉等特定的营养制剂。

由于炎症性肠病患者活动量较一般人减少，肌肉的含量通常也需要一定活动量来维持，因此十分有必要进行适当活动。患者可以根据自身情况选择一些肌肉练习运动来维持肌肉含量，但不推荐长跑、跳绳等较为剧烈的有氧运动，因为一些剧烈的有氧运动也同样会引起肌肉含量的流失。

总而言之，患者在保证充足蛋白营养的同时，进行适当的肌肉运动，有助于改善和预防患者肌肉减少的情况。

乔宇琪

炎症性肠病患者如何选择糯米制品进食？

　　糯米制品是中国人餐桌上的常见食品，春节时的八宝饭、清明节的青团、端午节的粽子都属于糯米制品。这些食品都广受群众喜爱。那炎症性肠病患者是否可以进食糯米制品呢？

　　与其他问题一样，这也是因人而异的。处于疾病缓解期，肠道结构及功能基本正常的患者可以进食糯米制品。然而，即便如此，进食糯米制品也仍有较多注意事项。糯米制品通常黏稠，不易消化，对于存在消化不良情况的患者是不适宜的。另外，糯米制品多属于甜食,外加糯米制品本身也易引起反流症状。因此,对于存在反酸、烧灼感的患者,糯米制品也是不适宜的。

对于疾病尚在活动期的患者,则应视情况确定是否可以进食糯米制品。对于肠道存在器质性结构、功能损伤的患者,进食糯米制品应相当谨慎。对于正在被禁食或仅被允许肠内营养的患者而言,糯米制品是需要严格禁食的,其中也包括糯米粥。对粳米、糯米过敏的患者也应避免食用糯米制品。对于一些仅被允许开放少渣半流质饮食的患者,除米粥以外的糯米制品也是不推荐食用的。特别是一些存在肠道结构性损伤的患者,例如肠腔狭窄或既往发生过肠梗阻的患者,都不推荐食用除米粥以外的其他糯米制品。临床上经常可以见到患者因为饮食不当而导致肠道并发症的情况,其中肠道梗阻尤为常见。因此,对于存在肠道结构性损伤的患者,即使已经处在疾病缓解期,无论是青团还是粽子等糯米制品,都是不推荐食用的。

另外,糯米食品加工中的食品添加剂也值得广大患者关注。已知食品添加剂与炎症性肠病的发病和活动存在一定关系。目前,很多糯米制品有较长的保质期,这些食品需要长时间保存,难免会加入多种不同的食品添加剂。对于炎症性肠病患者而言,在选购糯米制品时,应当关注是否存在食品添加剂。一般还是建议患者食用新鲜食材制作的糯米食品,而非储存时间较长、含有较多食品添加剂的食品。

对于所有炎症性肠病患者而言,即使可以食用糯米制品,也不宜一次性食用过多。如存在自身无法判断的情况,需要征询医生的建议。

乔宇琪

要点 **49**

炎症性肠病患者胃肠镜检查选择无痛的还是有痛的？

胃肠镜是消化科的常规检查。胃镜用于检查食管、胃、十二指肠上段；肠镜通常指结肠镜，用于检查结直肠和部分末端回肠。随着胃肠镜检查的广泛开展，大家对检查舒适度的要求也日益提高，无痛胃肠镜检查应运而生。无痛胃肠镜是指在静脉麻醉下进行的胃肠镜检查，检查过程患者通常无意识，也没有明显的痛苦，受到广大患者的欢迎。那么炎症性肠病患者应该如何选择呢？

绝大多数炎症性肠病患者可以选择无痛胃肠镜检查。无痛胃肠镜检查除患者舒适度高以外，还有其他优点。比如在做无痛胃镜检查时，患者通常没有或少有恶心反射，检查过程中胃腔活动较少，更易清晰地观察。在做无痛结肠镜检查时，由于检查造成的患者不适较少，便于医生操作，通常不会因患者不适而造成检查中断。因此，在多数情况下推荐无痛胃肠镜检查。

对哪些患者不推荐进行无痛胃肠镜检查呢？对于一般情况较差、难以耐受麻醉的患者，经麻醉科评估后，通常会推荐进行有痛胃肠镜检查。例如患者存在较多心肺脑基础疾病又不得不进行内镜检查时，会推荐不麻醉状态下的检查，但即便如此，这些患者检查的风险依然很高。对于存在肛门狭窄的患者，应先检视肠镜是否可以通过肛门狭窄区域，再决定是否进行麻醉。对于肠镜难以通过肛门的患者，不宜进行结肠镜检查，故不应先行麻醉。另外，对麻醉药品有明显不良反应或过敏的患者,不推荐进行无痛检查。部分患者使用麻醉药品后可出现明显的眩晕、恶心、呕吐等不适,或曾经出现麻醉过敏,这类患者均不适合进行麻醉条件下的胃肠镜检查。

　　由于临床存在各种不同的情况,是否需要或是否可以进行无痛胃肠镜检查,仍需要听取医生尤其麻醉科医生的建议,根据患者的实际情况进行选择。

乔宇琪

要点 50

炎症性肠病患者如何保证合理睡眠时间？

睡眠是每个人正常学习、工作和生活的保证。睡眠通常分为入睡期、浅睡期、熟睡期、深睡期和快速眼动期。入睡期是睡眠的开始阶段，就是通常意义上觉得困的时候。该阶段脑电波频率减缓，振幅变小。浅睡期，人的意识开始模糊、蒙眬，易被吵醒，偶有突然坠落感。熟睡期和深睡期，人进入深度睡眠，这两个阶段对于人完成新陈代谢极为重要，也为机体提供了宝贵的修复时间。上述阶段属于非动眼睡眠阶段，眼球不会快速转动。相对应的快速眼动期，则是大脑对一些信息重新组织和构架的阶段，在该阶段除眼球快速运动之外，人会做梦。从科学的角度来看，完整的睡眠周期比单次睡眠时长更为重要。理想状态下，每天睡眠时间 7.5 个小时左右可以获得 5 个完整的睡眠周期。如果某一天的睡眠质量不好则并不需要担心，可以通过其他日子进行补充，但这种情况最好不要连续超过 3 天。

　　炎症性肠病患者的睡眠与一般人并无明显不同，但受到疾病的影响，一些患者的睡眠质量受到显著影响。比如鼻饲肠内营养治疗的患者受到鼻饲管的影响，睡眠质量可能变差，但整体会有一个适应过程。有一些患者可能受到心理和精神因素影响，睡眠质量变差。有个别患者每天只能入睡 2～3 小时，这显然是不够的。如果存在严重的睡眠障碍，需要及时到神经内科和心理科就诊，也可能需要使用药物调整睡眠状态。

从睡眠本身来讲，入睡前也需要做一些准备工作。睡眠周期最好可以符合自然规律。根据自然规律，人类有日出而作、日落而息的作息规律。因此，睡眠也应当符合这个规律。睡眠前，应将房间光线调暗，尽量少接触电子产品，可以适当进行一些阅读以促进睡眠。同时，适当调低卧室的温度，也有助于促进睡眠。睡前做一些没有压力的活动或做轻度的运动，也有助于入睡，但不宜剧烈运动。如果夜间睡眠不足，午后是适合的补充睡眠的时间，可以补充缺失的睡眠周期。

如果炎症性肠病患者存在睡眠障碍，应先寻找原因，并根据原因做适当调节。如果难以自行调节，仍需要就医。保证充足的睡眠也有助于身体康复。

乔宇琪

炎症性肠病患者如何预防肥胖的发生？

炎症性肠病患者给人的印象通常是体形消瘦，很少见到肥胖的患者。其实不然，在西方国家，炎症性肠病的肥胖患者并不少见，炎症性肠病患者中肥胖的概率与普通人群相似。随着我国炎症性肠病患者病程延长，缓解期患者人数增多，发生肥胖的也并不少见。特别是在肠道功能恢复后，营养吸收也随之增加，在初期的体重恢复正常之后，一些患者也逐步迈入超重和肥胖的行列。炎症性肠病患者的肥胖预防与一般人群是相似的，但也会有所不同。

　　饮食和营养调节是预防肥胖的重要环节。很多炎症性肠病患者，特别是克罗恩病患者，在疾病活动期会使用肠内营养治疗，用肠内营养粉或营养液代替部分饮食。随着疾病的好转，一些患者开始添加正常饮食，并同时继续使用肠内营养治疗。在一定阶段，这是有好处的，特别是对于肠道功能的恢复。但是在体重恢复到正常以后，患者就需要更为准确地计算营养和能量需要了，不宜过度补充营养粉或营养液。特别是当体重趋于超重时，营养治疗量的调整尤其需要关注。从理论上来讲，绝大多数溃疡性结肠炎患者在小肠功能正常的情况下，并不一定需要额外补充营养粉。已经可以正常饮食的溃疡性结肠炎患者，应及时停用肠内营养补充剂。如患者不清楚如何计算每日所需能量，可至医院营养科咨询相关的医生。

　　运动是预防肥胖的另一个重要环节。很多炎症性肠病患者尽管体重正常或超重，但依然存在肌力下降、肌含量减少等情况。这些现象的出现与患者运动量减少有关。很多患者在疾病活动期受疾病的影响会减少正常的运动和活动。在肠道功能恢复后,营养摄入超过营养消耗,也会在一定程度上造成肥胖。患者应当根据自身疾病的状况选择适合自己的运动方式,完全避免运动也不利于疾病恢复(相关内容请参考要点 36、37 及 42)。

另外有一点需要提一下,目前含有各种食品乳化剂和稳定剂的加工类食品既可能导致炎症性肠病的发生,也易导致肥胖。因此,炎症性肠病患者无论处于疾病哪个阶段,都应当重视和避免摄入加工类食品。

对于已经发生肥胖的患者,除通过运动和饮食调节外,如显著超重也应至内分泌科就诊,进行药物治疗。

乔宇琪

要点 **52**

如何构建和谐家庭，共同对抗疾病？

　　家庭是个人的港湾，和谐的家庭关系是每个家庭所追求的。和谐的家庭关系可以减轻个人压力，帮助提升学习、工作效率，更重要的是和谐的家庭关系保证了家庭成员的心理健康。

　　炎症性肠病对于很多家庭来说是一个严重的负担，特别是一些儿童和青年克罗恩病患者家庭。很多家长在得知孩子罹患克罗恩病时，惊慌失措、焦虑情绪溢于言表，并将这种情绪传染给孩子。有研究显示，家长的焦虑程度可能与孩子本人相当，而这样的焦虑情绪又会互相影响。焦虑情绪对于治疗和疾病恢复都是不利的,甚至可能导致治疗选择失当而影响治疗效果。育龄期青年男女则会因为另一些问题出现潜在的家庭关系不和,例如得了炎症性肠病是否影响生育,药物是否影响生育,疾病是否会遗传给下一代,等等。事实上,很多问题本身并不会直接影响结局,但其导致的家庭不睦反而可能最终影响家庭关系和治疗。

我们认为,炎症性肠病患者首先需要与家人一起坦诚地面对疾病本身,正确认识疾病,才能够消除患者对疾病的恐惧。消除对疾病的恐惧才能正确面对家人、面对疾病,患者本人和患者亲属都是如此。对于家长来说,特别不应该将焦虑的情绪传染给孩子,而应当和孩子一起树立积极的观念,配合医生治疗。一些年轻患者在疾病确诊后,迟迟不愿告知家人或者隐瞒病情,导致治疗延误而出现严重并发症的情况。特别是一些恋爱中的青年人，往往不愿对另一半讲述自己的病情，这种做法实际上对双方都是有害的，特别容易危害婚后的家庭关系，造成家庭关系紧张。婚姻中有一句话"无论贫穷还是富有，无论健康还是疾病……"，其实只有能和你一起面对疾病的另一半，才是合适的另一半。如果婚前不能接受患有疾病的另一半，那婚后的生活是难以想象的。

对于各年龄段的患者来说，家庭的关爱更是必不可少的。有很多难治的患者需要反复住院甚至需要多次手术治疗。对于家庭而言，无论经济还是精神都是一种考验。因此，家庭成员对患者的关爱也是必不可少的。

目前，炎症性肠病病友群体也在不断扩大，患者及其家庭也可以从病友群获得一些支持和帮助。很多医院已经有了完善的患者管理体系，这对于构建患者的和谐家庭关系也有很大的帮助。

乔宇琪

炎症性肠病患者增加体重的方法

　　前面的内容提到了患者如何预防肥胖的问题。这里来聊一聊另一种体重控制——增重。炎症性肠病患者,尤其克罗恩病患者常常会遇到体重偏轻的问题,特别是一些营养状况不佳的患者,体重指数极低的情况也并不少见。低体重本身也是营养不良的一个重要指标。因此,不少患者有营养状况恢复的需求。

　　体重增长的基本要求就是保证营养。除饮食外,目前主要的医疗营养方式包括肠内营养和肠外营养。

如果患者的肠道仍可使用,那么首先推荐患者使用肠内营养。肠内营养分为完全肠内营养和部分肠内营养。对于存在肠狭窄和广泛小肠病变的患者,医生通常会推荐完全肠内营养,也就是用医用肠内营养粉或营养液代替正常饮食。有患者问:"为什么我用了营养粉、营养液之后,体重仍不提高,能不能吃点别的东西?"这其实是两个问题的组合。第一个问题,如果患者营养粉或营养液摄入不足,可能会存在体重不增加的情况。每天需要摄入多少热量的营养粉或营养液,要根据患者的身高、体重、运动强度来计算。一个正常活动的成年人,每天摄入热量通常不会少于2000千卡,具体情况根据每个人的基础代谢率不同会有所差异。因此,需要与炎症性肠病专科医生、营养科医生配合来完成能量计算工作。关于能不能吃点别的东西,如果医生建议完全肠内营养,就不建议吃其他东西。即便医生只是建议采用部分肠内营养,米粥、藕粉的营养和热量也远不及医用肠内营养粉。因此,从增加体重的角度,肠内营养粉或营养液还是最佳的选择。如果按照正常肠内营养所需的热量摄入,体重仍在下降,则应尽快就医,及时查找原因。部分患者可能因高位瘘或肠道其他结构性损伤,导致营养无法正常吸收。

如果出现肠道无法正常吸收营养的情况,则应及时入院接受肠外营养治疗。如肠外营养治疗期间,患者仍无法正常使用肠道摄入营养,则应及时排查原因。如存在难以改善的梗阻等,必要时需要外科及时介入。

另外,肠内营养粉或营养液的摄入应模仿鼻饲肠内营养的状态,用最简单的话讲,就是营养液要像喝牛奶这样一口一口喝,而不是像吃饭那样一次性摄入,这样会取得更好的治疗效果。在使用肠内营养期间,患者也应当注意监测体重,并及时与医生沟通。

乔宇琪

要点 54

炎症性肠病患者如何保证每日合理饮水量?

　　饮水是生活中必不可少的,普通人饮水并没有太多的注意事项,但对于炎症性肠病患者而言,饮水不当也可能引起不必要的麻烦。患者首先要了解自己的身体状况。普通人通常每天饮水 1200 毫升左右,但这种情况不是一概而论的。特别是当患者没有办法正常进食时,水的摄入量就要更精细地调节。

　　伴随心脏、肾脏、肝脏疾病的炎症性肠病患者,需要根据自身的心、肝、肾功能情况,合理调整水的摄入量。有些患者本身就存在水钠潴留的情况,饮水不当可能导致原发疾病加重。对于被严格禁食的炎症性肠病患者,也不推荐自行饮水,是否可以饮水应听从医生的建议。对于正在进行肠内营养的患者,应根据总液体的摄入量,调整水的摄入量。有些患者经历了肠道手术,存在小肠过短的情况,其饮水量也需要精细调节。有基础疾病的患者如果存在口干、尿黄等情况,应及时与医生沟通,调整水、液体和电解质的摄入量。另外,存在较严重腹泻的患者是否可以口服补充水分和电解质,也需要听取医生的建议。一些腹泻患者存在较明显的脱水和电解质紊乱,需要及时就医,结合临床检查并听取医生的建议。

对于更多的疾病缓解期患者,饮水则没有太多限制,但饮水量也不宜超过正常人的上限。另外,如何合理使用饮用水也是患者需要了解的。首先,饮用水的清洁度必须保证,需要避免饮用生水及未经煮开的自来水。不洁净的饮用水常会导致肠道感染,尤其在炎症性肠病患者极易诱发疾病活动。不饮用过冷或过热的饮用水也是炎症性肠病患者需要注意的,特别是存在肠道活动性病变的患者。过冷的饮用水可能刺激肠道,导致肠道痉挛或者蠕动增加,在一些患者可能导致腹痛、腹泻等症状,也易引起消化不良。而过热的饮用水,特别是温度超过 60℃ 的饮用水,会导致食管肿瘤的发生风险增加。

除饮用水外,很多患者会提到能不能饮茶或其他饮料。对于添加剂较多的饮料,肯定不提倡炎症性肠病患者饮用。对于饮茶或者电解质水,则应根据自身需要进行选择。目前,尚无研究认为饮茶或电解质水可能对炎症性肠病本身造成不良影响。例如运动后,可以适量饮用电解质水,但仍不推荐各类含有较多食品添加剂的饮料。含糖饮料和其他含糖食物一样,对炎症性肠病患者仍可能存在潜在的风险,不建议长期或大量摄入。

乔宇琪

要点 55

炎症性肠病患者如何实现自我满足感的需求？

　　自我满足感最初源自学者亚伯拉罕·马斯洛在 1943 年提出的需求层次理论，包括生理需求、安全需求、社交需求、尊重需求和自我实现需求。随着社会的发展和进步，生理需求和安全需求在大多数情况下可以得到满足，许多人已经开始追求更高的需求。但对于炎症性肠病患者而言，随着疾病的诊断，生理需求和安全需求很有可能无法得到保证。因此，如何提高患者的自我满足感，就显得特别重要。

　　在前面内容中已经提到和谐家庭关系与炎症性肠病的关系。事实上,和谐的家庭关系涉及需求的多个层次,在此不做赘述。这里来谈谈需求的其他方面。

　　饮食是人最基础的生理需求,但很多炎症性肠病患者短期甚至长期无法正常饮食。如何正确对待饮食这项最基本的生理需求,实际上是炎症性肠病患者需要面对的一个重要问题。首先,饮食的生理需求分成两个主要部分,营养摄入和食品口味所带来的愉悦感。而基本的生理需求主要是前者,也就是保证正常的营养摄入。对于炎症性肠病患者而言,即便难以正常进食,医生也会采取静脉、鼻饲或口服全肠内营养等措施来保证患者的这项基本生理需求,患者无须担心。尽管同属于生理需求,但对食品的口味不宜过度追求,特别是在炎症性肠病患者疾病活动期。有效的疾病治疗才能为患者未来生活质量的改善提供帮助。

　　安全需求则是需求层次中的另一类基本需求。除常规的安全需求外,患者常常会面临疾病复发和活动的困扰。一些患者对疾病复发及并发症的发生缺少安全感,进而存在恐惧和焦虑情绪。多数恐惧和焦虑以及不安全感是由对疾病缺乏了解引起的。因此,增加对疾病的了解非常重要。随着国内炎症性肠病患者发病率和患病率的增加,关于炎症性肠病的科普也越来越多,也有不少医生和专业机构通过互联网给患者做基础科普。这些信息有助于改善患者对疾病的困扰和焦虑,可以有效地减少医患间的信息不对称。当然,科普也存在良莠不齐的情况,对于每位患者的具体情况,还是需要向专业的炎症性肠病医生咨询。

对于更高层次的社交需求、尊重需求及自我实现需求,在后续内容中也会提到。事实上,世界上有不少著名人物是炎症性肠病患者,炎症性肠病患者可以通过自己的努力获得成就。

乔宇琪

要点 56

炎症性肠病患者如何重新认识自己的生活？

　　身体意象是一个人对于自身身体审美和吸引力的认知。这是一个多学科的概念，涵盖了精神心理科学、临床医学、哲学、美学等多个范畴。从这一点来看，身体意象并没有一个统一且准确的定义。近年来，随着炎症性肠病患者的不断增加，患者身体意象的相关问题也开始逐渐受到关注。由于身体意象涉及马斯洛需求的社交需求、尊重需求和自我实现需求等后三个高级需求层面，于是也引出了本话题——炎症性肠病患者如何重新认识自己的生活？

　　笔者曾通过社交媒体看到过一位国外回肠造口的克罗恩病患者发布的泳装照片,这位患者无疑是勇敢的,也给了我很多启示,引发我思考。我们的患者应当如何面对自己的身体变化以及相应的生活变化?很多克罗恩病患者会经历全肠内营养治疗,其中有些患者因为小肠病变广泛或存在显著结构性损伤而需要采用鼻饲的方法来治疗。鼻饲是一种常规的治疗方法,但很多患者因为种种原因并不能够接受。其中大多数患者因为社交需求和隐私需要,对鼻饲插管的方法特别抵触。由此让笔者联想到几年前的一个媒体报道,有一位年轻教师在被确诊为克罗恩病之后,使用全肠内营养治疗,他带着胃管鼻饲肠内营养给孩子们上课的场景感动了很多人。在笔者看来,这就是患者对待生活、对待自己应有的一种正确的态度。患者身体状况的改变并不应当改变患者对生活的希望和对未来的追求。

炎症性肠病患者可能在一生中会经历多次手术，小到肛瘘的挂线手术，大到肠段切除、造口，每一次手术都是对患者生理和心理的双重考验。特别是一些年轻患者，术前、术后都会有明显的焦虑情绪和对未来生活的迷茫。要记住，手术只是暂时的，生活还将继续。人生所经历的都是有意义的，都是属于个人的财富。手术造成身体的变化在所难免，有些患者术后需要长期造口，也会有创口愈合不佳的情况。这里很难用一句"正确面对"来解决患者对术后身体意象的困惑。身体意象会因社会、家庭及周围环境对个体的影响而改变，例如对"胖"的定义和审美，在不同的时代会有显著不同，中国一直以来有"环肥燕瘦"的讲法。这个成语除了隐喻不同时代审美观点的差异外，也可以理解为费孝通先生说的"各美其美，美人之美，美美与共，天下大同"。其实,对于身体意象这件事情,需要从不同的角度看待和理解。就像那位造口患者的泳装照,插着鼻饲管走上讲台的老师,都给人以激励和奋发向上的勇气,这又何尝不是一种美呢?

乔宇琪

要点 57

炎症性肠病患者如何预防传染病的发生？

无论是普通人、医护工作者还是患者,对于来势汹汹的传染病都会心有余悸。事实上,传染病的种类非常多,比如新型冠状病毒感染(简称新冠病毒感染)是一种典型的通过呼吸道传染的疾病。除新冠病毒感染以外,经呼吸道传染的传染病还有很多种,例如流感、麻疹、白喉、百日咳等。与新冠病毒感染一样,所有呼吸道传染病都可以经过飞沫传播,佩戴口罩都有预防作用。炎症性肠病患者使用生物制剂或免疫抑制剂,免疫力会比普通人低一些。因此,在一些特殊场合建议佩戴口罩,特别是在难以保持社交距离的人员密集的场所,或者如医院、养老院这样易引起交叉感染的特殊场合。

消化道传染病是另一类常见的传染病,通常通过粪口途径传播。"病从口入"通常指消化道传染病。常见的消化道传染病包括痢疾、伤寒、甲肝、戊肝等。其预防的重点在于食用洁净的食物和水,阻断病原体经口进入消化道的途径。由于消化道传染病有多种肠道感染性疾病,所以炎症性肠病患者尤其需要关注。切记勿食用生水、未经消毒的乳制品等。肠道传染病常常会诱发炎症性肠病活动或加重,影响炎症性肠病患者的正常治疗。

血液及体液传播的传染病也是炎症性肠病患者需要关注的。常见的血液或体液传播的传染病包括乙肝、丙肝、梅毒、艾滋病等。这些疾病尽管不会直接诱发炎症性肠病活动,但会影响炎症性肠病患者的用药等治疗。

因此,这些疾病相关的检查都会被作为患者用药前的常规检查。如发现存在相关疾病或病原携带,则给予药物治疗或预防。

也有一些特殊类型的传染病可以同时通过呼吸道和消化道传播,如结核。消化道结核的表现常与炎症性肠病相似,不仅需要采取相应预防措施,而且需要仔细地进行鉴别诊断。一些存在潜伏结核的患者,在使用炎症性肠病治疗药物前,也需要使用抗结核药物进行预防或治疗。

传染病预防措施中,疫苗是一个重要的选择,但对于一些免疫力低下或者正在使用免疫抑制治疗的患者,疫苗的作用可能减弱。除既往存在过敏等疫苗不良反应的患者外,绝大多数炎症性肠病患者可以接种灭活疫苗,由于炎症性肠病患者可能存在免疫抑制或免疫低下,因此建议慎重接种活疫苗。

乔宇琪

要点 **58**

炎症性肠病患者如何看待皮肤问题,比如皮疹?

皮疹是常见的皮肤疾病表现。炎症性肠病患者应该如何看待皮疹呢?炎症性肠病的皮疹大致分成四种情况。

第一种情况是原发疾病的肠外表现。炎症性肠病患者在疾病活动期常会出现各种类型的肠外表现,累及皮肤的肠外表现并不少见,包括结节性红斑、坏疽性脓皮病以及转移性克罗恩病等。这类皮疹或者皮肤疾病在确诊后常需要与原发疾病共同治疗,以期待获得更好的治疗效果。

第二种情况是注射局部皮肤的不良反

应。特别是在一些需要皮下注射生物制剂的患者,注射局部可能会出现皮肤红肿等表现,这类皮肤表现往往可以自行消退或经局部治疗后消退。这类皮肤表现通常与注射局部的刺激有关,与注射药物的种类及药物过敏关系不大,属于皮肤局部的不良反应。另外,一些药物在注射之后可以出现注射部位以外的皮疹,这类皮疹往往需要到皮肤科就诊。如果皮肤科判断属于轻度皮疹,与药物过敏关系不大,且皮肤科药物治疗后也可消退,通常可继续试用原有的肠病治疗药物,但需要严密监测皮疹的发生情况。如某药物注射后反复出现皮疹,则需要考虑调整药物使用。

第三种情况是过敏。皮肤过敏是过敏的常见表现,其原因有很多种。药物是引起皮肤过敏的常见原因之一。无论是传统药物还是生物制剂,理论上都有可能引起过敏。过敏常与药物的主要成分或者辅料有关。常见的表现包括皮疹、皮肤发痒、荨麻疹、脱皮等，皮炎的形态多样，可以表现为湿疹或荨麻疹等。这类皮肤过敏可以伴有其他过敏表现，一些患者可以同时出现发热、心悸等类似输液反应的表现。当出现这些表现时，患者与医护应尤为重视，严重的过敏反应可能危及生命，应立即停用当前所使用的药物，并不再使用。同时，应针对过敏积极地进行治疗。

第四种情况是感染相关的皮疹。普通疱疹病毒、带状疱疹病毒均可以引起皮疹，但可以引起皮疹的病毒并不局限于这两种。这类由感染引起的皮疹可能与炎症性肠病患者免疫力低下有关，通常需抗病毒治疗，并推迟免疫抑制剂、生物制剂或靶向小分子药物的使用。

皮疹的情况多种多样，如果遇到自身难以判断的情况，应及时就医寻求帮助。

乔宇琪

炎症性肠病患者如何看待过敏性疾病？

　　过敏是普通人常见的一类问题。炎症性肠病患者如何看待过敏呢？

　　先来聊聊炎症性肠病患者最为关注的药物过敏。药物过敏的表现多种多样，小至皮疹、乏力、发热，大至过敏性休克，都有可能发生。药物过敏与使用药物的种类并无直接关系，但一些生物类制剂因具有免疫原性，潜在的过敏风险更高。药物过敏是需要患者重视但又不必过于担心的一个问题。从预防过敏的角度，规范的药物使用很重要。例如生物制剂使用时通常采用分次注射的方法，以便及时发现药物过敏或其他不良反应。另外，通常不推荐生物制剂与其他药物同时使用，一旦发生过敏反应，便于区分过敏是否由生物制剂注射引起，该情况常见于患者需要接种疫苗时。一般来讲，鼓励炎症性肠病患者接种灭活疫苗预防传染性疾病，但是不推荐疫苗与生物制剂同时使用。疫苗通常很少涉及长期使用的问题，停止注射疫苗对炎症性肠病治疗的影响不大。但是生物制剂一旦发生过敏，患者未来的治疗会受到较大的影响。因此，要尽量避免两类药物同时注射后出现过敏而难以区分过敏原的情况。至于其他药物使用也是同样的道理，特别是初次使用的药物，建议与常规使用的生物制剂隔开一定的时间使用。

食物过敏是炎症性肠病患者可能遇到的另一大类过敏相关的问题，与疾病的发病和活动似乎也存在一些关系。炎症性肠病患者常存在对多种食物不耐受的情况，其中也包括会引起过敏的食物。因此，对于炎症性肠病患者而言，无论是疾病活动期还是缓解期，都不建议食用易引起过敏的食物。这些食物通常包括贝壳类、甲壳类的海鲜，一些咸水鱼、牛羊肉等，以及患者已知易引起自身不耐受的食物。这种情况在使用生物制剂治疗期间尤其应当重视，以免因过敏导致常规治疗药物停用。

乔宇琪

要点 **60**

炎症性肠病患者可能出现哪些关节不适？

　　运动往往可以导致关节损伤，引起关节不适。炎症性肠病本身也可以存在关节炎或关节不适。那么如何看待关节不适的问题呢？

　　关节不适最主要的表现是关节疼痛。在正常情况下，只有剧烈运动或者运动不当导致关节损伤，才会出现关节疼痛。炎症性肠病患者则不然，除常见的关节损伤外，还存在以下可能导致关节疼痛的情况。

　　❖ **骨质疏松**

　　骨质疏松是炎症性肠病患者常见的骨关

节问题。骨质疏松患者除更易发生骨折及骨关节损伤以外，也易引起骨关节疼痛不适。引起骨质疏松的原因有很多，在炎症性肠病患者，尤其克罗恩病患者，维生素 D 和钙的缺乏、营养不良以及糖皮质激素的使用都有可能导致骨质疏松。因此，患者应注意监测自身营养状况，补充维生素 D 和钙，在使用糖皮质激素前完善骨密度检测等相关检查。如存在骨量减少、骨密度下降，应减少负重及剧烈运动，避免受伤，在使用糖皮质激素期间应适量补充维生素 D 与钙。

❖ **关节肠外表现**

关节肠外表现是炎症性肠病患者存在的另一类骨关节问题。炎症性肠病患者常可伴发强直性脊柱炎或类风湿性关节炎，也可以存在非特异的肠病相关性脊柱关节炎。这些类型的关节炎一部分与肠道疾病活动存在关系,另一些关节症状可以独立于肠道疾病活动存在。无论是哪种类型的肠外表现,通常都需要通过药物治疗来改善。抗 TNF-α 药物或 JAK 抑制剂对某些关节病变也有治疗效果,因此可以使用这些药物同时治疗关节与肠道疾病。

药物相关性关节表现也是炎症性肠病患者常见的关节问题。一些药物由于存在免疫源性,可以导致部分患者抗核抗体及抗双链 DNA 指标异常,同时诱发关节症状。这类不良反应常见于抗 TNF-α 类药物,在使用过程中应予以密切监测。

其他诸如尿酸升高、痛风等引起的关节疼痛在炎症性肠病患者中也不少见,同样需要引起关注。

乔宇琪

鼻出血时应该如何止血?

鼻出血,医学术语为"鼻衄",是大家在日常生活中经常听见、看见的现象,甚至有些人还亲身经历过。大多数鼻出血的出血量较少、出血速度较慢,常呈血丝状或有少量血液滴下,除出血初期的惊慌外,并无特殊不适感;较严重的鼻出血则血流如注,出血量大,甚至可能危及生命。

部分炎症性肠病患者处于高凝状态,尤其是疾病活动期的患者,当血栓形成时,会堵塞血管,导致局部组织缺氧和器官缺血,甚至危及生命。在炎症性肠病患者中,血栓形成的主要原因是纤维蛋白原水平升高,因此凝血因子Ⅲ和FX的活性降低。由于凝血因子Ⅲ和FX的活性降低,所以炎症性肠病患者更易发生凝血功能异常(高凝)和血栓形成。然而,高凝状态的患者鼻出血会较快凝固,因此无须过于担心。

那么炎症性肠病患者为什么会有鼻出血呢?鼻出血有多种病因,如最常见的鼻黏膜直接受到机械创伤、鼻腔黏膜过于干燥、鼻中隔畸形、鼻的局部炎症等;相对少见的原因包括鼻腔异物滞留,鼻腔、鼻窦及鼻咽部肿瘤,鼻腔血管病变,以及凝血功能障碍(凝血不佳)、高血压和服用药物。

发生鼻出血时,切莫慌张,关键是把握正确的止血方法。当日常生活中遇到鼻出血时,可以先判断出血的程度,如果出血量较少,出血速度不是很快,就可以尝试先自行止血。在人们通常的认知中,鼻出血时会使用棉条或纸巾堵塞鼻腔以止血。事实上,这种做法是错误的,因为纸巾很有可能会影响鼻腔正常凝血;且很多人在使用卫生纸时也不会注意卫生纸的力道,往往会对鼻腔造成二次伤害。正确的做法有两种。①指压法:患者可以取坐位,头稍微前倾,用手指捏紧双侧鼻翼或将出血侧鼻翼压向鼻中隔约 10～15 分钟。它适用于出血部位在鼻腔前部者,原理是压迫给这部分鼻腔供血的血管,效果较好。②冷敷法:尽快用冷水冲洗面部或口含冷水,亦可以用冰袋冷敷鼻根部 10～15 分钟。它的原理是冷水刺激使鼻腔毛细血管收缩加强,减少出血。以上方法只适用于出血轻微、自行可控的情况。

若出血量较大且自行处置不成功,或患者本来患有凝血功能障碍疾病或服用抗凝药等,则应尽快就医。医生通常会根据患者的鼻出血量及基础疾病选择以下三种方案。

①鼻腔填塞法：对于相对少量出血，可以用无菌纱布或者棉球塞入鼻腔内，填塞压迫约10分钟即可。如果出血量较多，可以用凡士林纱条、膨胀海绵、高分子填塞海绵等。②烧灼或电凝法：如果局部有明显的出血点，可以用20%硝酸银烧灼、微波烧灼的方法；如果在鼻腔前部没有发现出血点，那么出血点多位于鼻腔后部且出血量较大，患者需要在鼻内镜下找到出血点进行电凝止血。③血管结扎法：如果出血量比较大甚至患者出现休克症状，一般的方法不能止血，可以结扎颈外动脉来止血。

炎症性肠病患者如果出现鼻出血的症状，除需要及时到耳鼻喉科做专科检查和处理外，也需要联系炎症性肠病专科医生，请医生分析是否由血栓性病变所致，或是否由服用的药物所致，如激素类药物或抗凝药物等。

王天蓉

要点 62

炎症性肠病患者如何保持心理健康,做到精神卫生?

炎症性肠病是一类慢性疾病,患者需要面对身体上的不适,包括腹泻、排便不畅、腹部疼痛等症状,这些症状会对患者的日常生活造成很大的影响。同时,患者需要不断调整饮食和药物使用以维持病情稳定,这对其生活和工作都会产生影响,进而增加心理压力。此外,炎症性肠病是一种顽固性疾病,常常需要长期治疗和管理,这会对患者的精神和心理产生很大的困扰。患者需要遵循严格的治疗计划和饮食方案,这会使患者感到不安和焦虑。炎症性肠病在治疗过程中可能会出现复发和加重的情况,这也会对患者产生心理压力。患者需要不断调整治疗方案和饮食计划以应对病情的变化,这会使患者感到沮丧和无助,对心理健康产生影响。

炎症性肠病患者在工作中可能会受到腹痛、腹泻、疲劳、贫血等症状的影响。这些症状会导致患者工作效率降低,甚至因为病情严重而无法工作。同时,患者需要定期复诊治疗,这也会耽误工作时间和造成经济上的压力。患者的日常生活可能也会受到病情的影响。例如,需要避免或减少一些食物的摄入,这会对患者的生活带来很大的限制和困扰,一是麻烦,二是在聚餐时可能造成难以融入普通饮食人群的现象;患者需要经常就诊、检查治疗,这会影响患者的时间和经济成本。慢性、复发性病情也会给患者增加心理压力。患者可能会因为病情而影响社交、工作、学习、出行、婚姻等方面,导致自我贬低、无助、焦虑、抑郁等情绪,影响患者的心理健康。

如何调试心态、做到精神卫生? 在回答这个问题前,让我们先了解一下什么是精神卫生吧。根据《中国卫生管理辞典》,精神卫生又称心理卫生,它的概念和内容有狭义和广义之分。狭义的精神卫生是指精神疾病的预防。一般包括三级预防。一级预防:针对疾病的原因采取措施,以防止精神疾病的发生。二级预防:指早期发现,早期治疗,建立精神疾病防治网。三级预防:指已患病者的康复工作,尽量减少因病所致的精神衰退和能力丧失。广义的精神卫生主要包括:防止和减少精神疾病,提高精神健康水平,使人们精神愉快,能有效地应对各种精神压力,提高精神效能,使人们能最大限度地发挥心理的潜在力量。广义的精神卫生内容是很广的,它基本属于精神医学的范畴,又涉及心理学、社会学、行为科学等许多学科。

那么，如何调试自己的心态，做到情绪平稳呢？

1.当处于压力状态时，要放慢呼吸，同时尽量往后卷舌。该方法能在数秒钟内平衡情绪。建议在情绪波动时，深呼吸并耐住性子等6秒钟，等情绪平稳，能够冷静思考时，再做决定。

2.积极心理暗示让自己快乐。有研究发现，同样经历焦虑和抑郁、能主动发现积极一面的人，能比只会哭着发泄的人更快走出来。每天早上出门前，不妨对着镜子笑一笑，告诉自己今天很快乐。

3.光亮环境对抗不良情绪。据说调亮环境光线有助于保持良好情绪。有研究发现，季节性情绪失调主要由光照不足引起。因此，让自己身处光亮的环境中，能有效对抗不良情绪的干扰。

4.听音乐缓解负面情绪。听音乐可以促

进心理健康,让人放松,同时还可以通过释放个体被压抑的情绪,来达到有效维护心理健康的目的。因此,音乐在一定程度上还可以改善人际关系。

5.运动促进多巴胺分泌。运动能帮助身体分泌快乐多巴胺,是缓解坏情绪最有效的方法之一。研究表明,跑步、骑车、游泳等有氧运动是最佳选择,建议每周坚持锻炼 3～5 次,每次 20 分钟。

相较于一般人群,炎症性肠病患者可能要承担更多的社会压力和经济压力。随着我国炎症性肠病患病人数的日益增多,临床医生们也愈来愈认识到患者心理状态对治疗方案的实施甚至疾病转归都有显著影响。除积极乐观的处事态度和家庭支持外,充分的医患沟通及病友间的同伴教育对于帮助炎症性肠病患者做到精神卫生也有积极的意义。

生活中总充满喜怒哀乐,没有人能做到

事事十全十美，但我们每个人都需要注意保持心理卫生。相信无论遇到什么坎坷困难，总有迎来阳光的一天。

王天蓉

生酮饮食能治疗炎症性肠病吗?

在临床中涉及炎症性肠病的饮食有很多,如:特定碳水化合物饮食(SCD),克罗恩病排除性饮食(CDED),自身免疫方案饮食,炎症性肠病抗炎饮食(IBD-AID),半素饮食(SVD),无麸质饮食,低发酵性寡糖、二糖、单糖和多元醇饮食(低 FODMAP 饮食),以及地中海饮食(MD)等。这些饮食方式大多有争议,就是部分患者觉得有效,部分患者觉得对疾病无效甚至有加重现象。

近年来,生酮饮食也非常流行。随着人们对健康饮食的关注度不断提高,越来越多的人开始尝试生酮饮食。此外,许多名人和体育运动员也倾向于生酮饮食,并表示这种饮食对于减重、提高运动表现和增强身体健康有很多好处。

生酮饮食是一种以高脂肪、低碳水化合物为主,以适量蛋白质和其他营养素为辅的饮食方案。通俗点说就是少吃主食的饮食方式。

生酮饮食最早用于治疗儿童癫痫,随着研究的不断深入,其应用领域也不断扩大,目前已用于肥胖、2型糖尿病、肿瘤、孤独症、帕金森病、阿尔茨海默病、多囊卵巢综合征、脑损伤等多种疾病的治疗。随着各种"学术型"减肥方式的推广,生酮饮食方式也越来越被普通人群所了解。生酮饮食为什么能减脂?正常情况下,机体的主要能量补给是糖类,而当体内糖类缺乏时,机体则会利用脂肪供能。机体会将体内的脂肪转化为酮体,以供细胞

(尤其是脑细胞)使用,而这也是"生酮饮食"名称的由来。

了解了生酮饮食,让我们再来了解一下炎症性肠病患者的饮食原则。一般来说,炎症性肠病患者的膳食治疗原则应满足患者每日各项营养素的需要量,同时将对炎症和伴发狭窄的肠段的刺激降至最小。饮食中有四种要素值得重视,根据病友不同的疾病状态和疾病特点需要适当做出饮食调整。①低纤维膳食:为了避免机械性刺激,在急性期或发生肠道狭窄的患者采用低纤维膳食,限制非水溶性食物纤维的摄入量。②低乳糖饮食:小部分炎症性肠病患者伴有乳糖不耐受或对牛乳过敏时,用牛乳或乳制品后往往会出现腹胀腹泻加重或痉挛,因此对急性期及确诊对乳糖不吸收或不耐受的患者,应限制牛乳及乳制品的摄入。③低脂肪膳食:有报道称高脂肪的快餐摄入会增加炎症性肠病发病的相对风险。④维生素、矿物质及微量元素的补充:例如维生素 B_{12} 及维生素 D 缺乏在炎症性肠病患者中较常见;贫血和铁缺乏在炎症性肠病患者中也很常见;硒缺乏较常见于克罗恩病患者,而在溃疡性结肠炎患者中较为少见。

由此可见,生酮饮食并不适合炎症性肠病患者采用。虽然生酮饮食受到了广泛关注和讨论,但其效果和安全性还需要更多科学研究来支持。对于炎症性肠病患者,更加建议暂不采用。

王天蓉

要点 64

关节痛也要找内科医生吗？

在一般人的印象中，如果有关节疼痛、肩酸背痛之类的不适，就医时多数会被建议先去骨科门诊。如果求医者是一位年轻人，我们除了要排除他长期形体姿态不良而造成的所谓"手机颈""鼠标手"等外，还要问问有无其他不适的症状。如果恰巧这位患者有炎症性肠病病史，那别忙，请先找看炎症性肠病的专科医生聊一聊吧。

炎症性肠病相关的关节病变是克罗恩病和溃疡性结肠炎常见的肠外表现之一，可以出现关节肿胀、疼痛，腰背部疼痛，臀部疼痛，以及出现僵硬感、活动受限等。此外,其常见的肠外表现还有肝胆系统的硬化性胆管炎和自身免疫性肝炎,皮肤黏膜的损害等。其中与患者原发病炎症活动度较为平行的疾病包括关节痛、结节性红斑、虹膜炎、葡萄膜炎、皮肤并发症等,但是并不是每位患者的肠外并发症都与疾病的活动性一致;而自身免疫性肝炎、原发性硬化性胆管炎、强直性脊柱炎及坏疽性脓皮病等可以与原发病的炎症活动水平不一致。

炎症性肠病相关的关节痛与关节炎不同:随着时间的推移,关节炎会造成关节损伤;而伴随炎症性肠病的关节痛则不会造成关节损伤。这种疼痛可以从一个关节转移到另一个关节,比如这次可能右肘关节疼痛慢慢好转了,下一次复发时可能左膝关节又痛起来了,医学上称之为"游走性关节痛"。治疗肠道炎症的药物对关节痛也有治疗作用,

如柳氮磺胺吡啶、氨甲蝶呤、激素及抗 TNF-α
药物等可在控制肠道炎症的同时缓解关节
疼痛。

　　但值得我们注意的是，治疗药物有时也
是引起炎症性肠病患者关节肌肉疼痛的原
因。长期使用激素类药物可能造成骨质疏松
症，炎症性肠病患者发生骨质疏松骨折的风
险比一般人群高 15％～45％，尤其在髋骨、
脊柱、腕骨和肋骨部位。而克罗恩病患者可
能需要比溃疡性结肠炎患者更加注意防范。
在多个生物制剂应用于炎症性肠病的治疗
中，我们也观察到其一些副作用，其中不少患
者反映有关节肌肉疼痛，比如英夫利昔单抗、
乌司奴单抗、维多珠单抗等都有相应的报告，
这些疼痛多不剧烈或者会自行逐步消退，少
数严重病例会发生需停药才能缓解的情况。
在小分子药物中，托法替尼的临床使用给类
风湿关节炎和溃疡性结肠炎患者带来新的曙

光,但我们也要警惕其导致血栓的风险,特别是在治疗初期较大剂量使用期间,如果出现腿部、手臂疼痛或压痛,皮肤变色,应及时与治疗医生联系,排查血栓的可能性。

王天蓉

要点 65

疲劳仅靠睡觉能缓解吗?

如果我们遇到朋友因疲劳而精力不济的尴尬场景,通常会用类似"春困秋乏夏打盹,睡不醒的冬三月"的顺口溜来替他解围。在我们的印象中,疲劳了,睡一觉就会缓解了,并不是一件多了不得的事情,但事实上"睡不醒"成为越来越多不良事件的原因。睡眠作为生物的一种本能行为,居然需要越来越科学地研究起来,不禁让人感慨"高质量的睡眠是相似的,疲劳失眠的原因却各有各的不同"。

在炎症性肠病患者中,疲劳的发生率相当高。炎症性肠病患者的疲劳会导致身体机能下降,影响工作和学习效率。近期发表的一份荟萃分析统计了过去5年内发表的相关论文,发现炎症性肠病患者疲劳的总体发生率高达47%;相比之下,健康人群的疲劳发生率仅为5%。睡眠障碍、焦虑、抑郁和贫血,与疲劳的发生有密切关系。其他可能导致炎症性肠病患者疲劳的因素还有缺铁、感染、药物治疗、合并症、营养不良、脱水、久坐等。2019年,有一项来自西班牙纳入500多人的调查发现,与炎症性肠病患者疲劳相关的因素有焦虑、抑郁、肠外表现及激素治疗等,而肠外表现、焦虑、抑郁、睡眠障碍与疲劳的严重程度存在相关性。调查还发现,贫血、疾病活动度、免疫抑制剂和抗TNF-α单抗治疗,与炎症性肠病患者的疲乏症状无关。在这项调查中推测,炎症性肠病患者的贫血通常是发展缓慢的,这使得患者能够逐步适应血红蛋白低水平的状态,并因此对贫血症状产生耐受性。睡眠质量的优劣和疲劳，都与焦虑和抑郁有关，因此炎症性肠病需要多学科整体进行治疗和管理。

在针对炎症性肠病患者疲劳的权威指导出现前，医生希望患者能尽量维持疾病的深度缓解、纠正营养不良（过度消瘦或者过度肥胖）的状态、适量补充矿物质和维生素、纠正各种原因的贫血、适量体育锻炼运动、调节睡眠、对抑郁和焦虑进行筛查和评估。考虑到肠道微生态在调节炎症性肠病患者疲劳和心理症状方面的潜在作用，优化膳食营养和益生菌治疗可能成为未来缓解疲劳的潜在方案。

王天蓉

打呼噜就是睡得香吗？

　　小时候对"打呼噜"的最初印象应该来自《猪八戒吃西瓜》这部动画片,当猪八戒终于吃完所有的西瓜后心满意足地午睡起来,屏幕里就传出了猪八戒那震耳欲聋的呼噜声,后面赶来的猴哥看见此情此景的点评是"这呆子睡得真香!"。因此,在很长一段时间内挺羡慕睡着后能打呼噜的大人,觉得那才是睡得香、睡得沉的表现,但经过医学知识的学习后发现事实并非如此。打呼噜在医学上被称为"打鼾"或"鼾症",它不但影响患者本人和身边人的睡眠质量,而且可能导致其他更严重的后果。

通俗地讲,打鼾就是睡眠过程中鼻咽部发出的刺耳噪声。这种现象很常见,约 57% 男性和 40% 女性会发生打鼾,且其发生率随着年龄的增长而增加。打鼾的原因是气流引起鼻咽部尤其软腭软组织产生震颤。与任何摆动物体的物理结构(如一面旗)一样,鼻咽部震颤的发展取决于相互作用的许多因素,包括重量、硬度、摆动部分的附着情况,以及气流的速度和方向。人们不会在清醒时打鼾,说明睡眠诱导的肌肉松弛可能是一部分病因,因为睡眠时鼻咽部组织唯一变化的因素就是肌张力,其组织重量和附着情况并没有发生变化。此外,如果吸气导致腔内产生负压,咽部无法扩张而保持气道通畅,上气道变窄,则会出现局部气流速度增快。增加的流速会加强振动,减小腔内压力,进一步促使气道关闭,从而促进振动和打鼾。

目前还没有直接研究炎症性肠病患者的打呼噜频繁程度与炎症性肠病疾病活动之间的关系。但是,一些研究表明,与普通人相比,炎症性肠病患者更易出现睡眠问题,如睡眠时间不足、夜间醒来、睡眠质量下降等。这些睡眠问题可能导致患者打呼噜,但并不是所有炎症性肠病患者都会打呼噜。

打鼾可发生于一些原发病患者,如小颌畸形或后缩、鼻中隔偏移、鼻炎、咽炎、甲状腺功能减退、肢端肥大症及肥胖等。造成打鼾的因素有很多,包括年龄偏大、肥胖、饮酒、吸烟、慢性鼻塞(如鼻炎引起)、小颌或下腭后移、男女性更年期后、女性妊娠状态、可以阻挡气流的异常结构(如肥大的扁桃体、鼻中隔偏曲、鼻息肉)、药物(镇静安眠药及肌肉松弛类药物)、遗传因素等。这些因素无法单一造成打鼾的发生,但它们为打鼾的病因探索提供了方向。

打鼾对患者生活的影响，最直观的表现在于睡眠质量下降。虽然有研究表明大部分打鼾患者在睡着后不会听到自己打鼾的声音，但有部分患者会在打鼾的过程中憋醒；由于打鼾患者睡眠呼吸并不顺畅，所以在醒来后常常会感到头昏、无神等，可能是由打鼾导致氧气供应不足造成的。此外，由于打鼾会影响周边人的睡眠和休息，所以打鼾给患者带来的心理压力、社会压力也是巨大的。

打鼾严重会发展至睡眠呼吸暂停综合征，表现为在睡眠全过程中出现呼吸暂停，暂停时间常在 10 秒以上。这种呼吸暂停会导致低氧血症，给身体各个方面造成影响，如造成醒时注意力不集中、记忆力下降等。此外，睡眠呼吸暂停综合征会增加睡眠时发生猝死的风险。很多炎症性肠病患者不肥胖，并不经常出现打鼾，患者因此需要重塑自己的认知：打鼾并不是一种正常的现象，需要得到重视。炎症性肠病患者打鼾可以先尝试改变生活习惯，如戒烟戒酒、不熬夜、更换合适的枕头、坚持适量运动等；若没有改善，则应当就医查找病因，对症治疗。

王天蓉

炎症性肠病患者如何使用他汀类药物治疗高胆固醇和高脂血症？

在我们的印象中，炎症性肠病患者，特别是克罗恩病患者，多数存在不同程度的营养不良，但随着越来越多炎症性肠病患者开始接受全肠内营养或部分肠内营养剂，我们发现患者也要为高脂血症而烦恼了。高脂血症一般可分为高胆固醇血症、高甘油三酯血症或混合型高脂血症。治疗高脂血症的经典药物包括他汀类和贝特类药物。他汀类药物的主要作用是抑制胆固醇合成，降低血液中胆固醇和低密度脂蛋白胆固醇水平，也可以降低甘油三酯水平。而贝特类药物的主要作用是抑制甘油三酯生成,从而达到降低甘油三酯的作用。他汀类药物在脑血管病的二级预防方面有着不可替代的作用,虽然他汀类药物有着"安全""高效"等美誉,但服用此类药物时还是需要讲究一下。

❖ **分类使用**

他汀类药物种类较多,现在常用的有阿托伐他汀、辛伐他汀、普伐他汀、瑞舒伐他汀等。不同种类他汀类药物常用口服剂量不同,不同厂家的同种他汀类药物规格也有差异,在更换使用不同他汀类药物时,一定要留意规格和使用剂量。阿托伐他汀因为作用效果时间较长,故临床应用较广。

❖ **夜间使用**

他汀类药物最宜在晚上临睡前服用,因为胆固醇合成的高峰在午夜 12 时左右,睡前用药能让药物浓度在午夜达峰,从而达到更好的降血脂效果。如果错过了用药时间,应在记起时立即补用;如果已经接近下一次服药时间,则无须补用,切勿一次使用双倍剂量。

❖ **不良反应的应对**

一般而言,服用他汀类药物是安全有效的,对于具备他汀类药物适应证的患者,若没有肝大、黄疸、直接胆红素升高等器质性肝损害证据,应积极充分地使用他汀类药物。只要转氨酶水平无进行性升高(≥3倍正常上限),应继续服药。肌肉酸痛也是他汀类药物的常见不良反应之一,只要出现疑似肌肉不适的症状,就应立即停药,及时就医,根据肌酸激酶值决定是否需要停止服药。当然,还可以通过他汀类药物的基因检测,提前预知疗效和风险。

❖ 如何联合用药

如果同时服用阿奇霉素、胺碘酮、罗红霉素、非诺贝特等肝药酶抑制剂,可使他汀类药物血药浓度上升。部分患者存在甘油三酯大幅度升高而需要同时服用非诺贝特和他汀类药物的情况,可在早晨服用非诺贝特,晚上睡前服用他汀类药物,这样可大大降低不良反应的发生率。在服用他汀类药物期间,不要过量食用西柚或西柚制品(如西柚汁),后者可以延缓他汀类药物代谢,引起药物蓄积,进而增加药物副作用的发生风险。

通过了解他汀类药物的使用特点和注意事项,定期复查肝功能和肌酸激酶等,我们能更安全有效地发挥他汀类药物的作用。

王天蓉

要点 **68**

矫正高低肩

什么是高低肩？高低肩，即双肩高度不同，肩部外观美学不平衡。

青少年高低肩是指一侧肩膀比另一侧高或低，这可能是由肌肉、神经或骨骼问题引起的。肌肉不平衡是最常见的原因，一侧肌肉过度紧张而另一侧松弛。这可以是由过度使用一侧肢体或姿势不正确引起的。神经问题可能会影响肌肉收缩和放松而导致高低肩。骨骼问题（如骨折或关节问题）也可能导致一侧肩膀高于另一侧肩膀。

高低肩是如何形成的？高低肩的形成可

能与脊柱侧弯不良姿势及肌肉原因等因素有关。

（1）脊柱侧弯：这可能是引起高低肩的最主要原因。先天因素（如先天的椎体发育异常）、后天的不良生活习惯（如长期喜欢高枕、卧位等）可能引起脊柱侧弯。如果脊柱侧弯发生在胸椎或较大的腰椎，会打破肩带周围的对称和平衡，出现明显的高肩和低肩。

（2）不良姿势：平时姿势不当可能造成高低肩。例如青少年正处于成长和发展阶段，如果阅读、书写及端坐站立姿势长时间不端正，如经常跷二郎腿，都有可能影响骨骼发育，形成高低肩。

（3）肌肉原因：肩部一侧长期受力不均或者患颈椎病的时间比较长，会导致肩部肌肉张力不对称和肌肉力量不平衡。此时，肩胛骨的位置也会异常，造成高低肩。此外，少数情况，如斜方肌发生痉挛也会导致高低肩，主要是斜方肌受到外伤,颈椎病或者落枕现象均可以造成斜方肌紧张、痉挛。斜方肌痉挛导致肌肉短缩会牵拉肩关节,使一侧肩关节抬高而形成高低肩。

如何诊断高低肩？一般来说,双肩高度相差 1 厘米及以上就是高低肩:相差在 1～2 厘米,称轻度失平衡;2～3 厘米,称中度失平衡;3 厘米以上,为重度失平衡。

高低肩的危害有哪些呢？首先,影响美观,会出现上肢或下肢不等长,体态骨盆不均衡的肢体表现。高低肩造成骨盆位移,使腰部组织肌力不平衡,可导致腰痛。同时,随着时间的推移,骨盆移位也会使肢体长度发生变化。其次,会引发颈肩疼痛和慢性头痛,由于肩膀附近的肌肉过度紧张,或者由脊柱侧弯导致的脊柱变形,进一步使颈椎侧弯加重,因此易造成颈肩部位的慢性疼痛。当颈肩部位的疼痛加剧时,很可能将疼痛蔓延至头部,甚至造成慢性头痛等病症。如果患者正受到莫名头痛的困扰，也有可能是由长期高低肩引起的。高低肩也会导致颈椎部位多种病变，当高低肩问题无法获得解决，长年的姿势不正，使得颈椎所承受的负荷量过重，最后可能导致颈椎部位退化甚至形成骨刺。

对炎症性肠病青少年患者来说，导致高低肩要注意两方面的可能，一个是疾病或激素导致的骨质疏松，二是疾病本身的骨关节表现。

对于炎症性肠病患者的高低肩，需要首先排除疾病或激素导致的骨质疏松，其次是疾病本身的骨关节表现导致的高低肩。对于疾病或激素导致的骨质疏松，需要补充维生素 D_3 和钙元素；对于疾病本身的骨关节表现，需要调整药物控制疾病的演进。

如果不是疾病或激素导致的骨质疏松，也不是疾病本身的骨关节表现导致的高低肩,有办法矫正吗?在一般症状较轻微的情况下,可以通过调整坐姿的方式来改善,也可以通过靠墙根站立的方式缓解。如果症状较明显,则需要坚持长期的姿态纠正治疗。高低肩时位置较高的一侧常出现斜方肌上束、肩胛提肌短缩、前锯肌和斜方肌下束拉长,康复训练时需要针对这些异常进行校正。训练方案:①肩胛骨下沉练习,有助于下沉肌肉,同时抑制上抬肌肉。患者取坐姿,将肘部向椅子扶手方向下压,保持肘部伸展,然后尝试向上抬起自己的身体。②主动拉伸短缩的肌肉,即受影响的肩同侧的颈部肌肉。在患侧手臂上轻轻向尾端做拉伸。如果高低肩症状严重,则需要医疗干预。

王天蓉

要点 69

如何使用互联网医疗系统就诊？

随着互联网科技的迅猛发展，人工智能（AI）、元宇宙等原本只出现在科幻小说和科幻电影中的词汇，开始在我们身边越来越频繁地出现，也越来越具体化了。近3年来，肆虐全球的新冠病毒感染疫情给人们社会生活各方面都带来了较大的改变。居家生活使互联网在人们视野中的比重大大增加了，互联网办公、网上学习、视频会议等互联网应用场景使人们充分认识到"互联网＋"的能量，也体会到互联网带给人们的便利性。

在与非医疗系统工作的朋友们聊天时，

聊到疫情前后日常生活中改变的话题，被问及能否通过互联网解决"看病难"的问题。笔者经过认真考虑，给出的答案是目前各大医院的互联网医疗并不能像科幻片中所演绎的场景那样，那是需要我国甚至全球科技界多个学科共同发展才能企及的高度。面对朋友们失望的眼神，笔者觉得我们应该了解一下，当下我们如何好好使用现有的互联网医疗，哪些患者更适合互联网就医的问题。

对普通患者而言，现阶段国内互联网医疗所提供的服务主要集中在医疗信息咨询和药物配送两个方面。在新冠病毒感染疫情发生前，医疗信息咨询主要是由一些商业运作的医疗 App 提供的，如春雨医生、好大夫、丁香医生等，患者们可通过上传现有医疗资料，向接诊的医生咨询病情，指导自己以后可能采用的治疗方案。其优点是患者可以不受地理区域的限制，便捷地与互联网上匹配的医生们沟通自己的病情，让大家能更快、更便捷地找到治疗团队。但它的缺点也可能在此体现，因为医疗方案之于每个具体患者都是个性化的，北上广深的知名专家们眼中认为的普通检查检测手段在其他地方可能才刚刚推广，或者当地医生掌握的熟练程度还不及预期，类似的情况最终仍促使许多患者千里迢迢到外地求医。而这场突如其来的新冠病毒感染疫情也催生一大批依托微信公众号的三级甲等医院（简称三甲医院）的互联网医院，它的一个优点是依托三甲医院各自的综合医疗力量，给前来咨询的患者们提供更具操作性的指导意见；另一个优点是它能允许患者使用自己的医保账户来完成药物的配送，免去了大家担心的买到假药的问题。对于病情稳定的慢性病患者来说，以前可能需要到医院门诊就诊才能配上药，但现在可以通过互联网医院完成配药。而它的缺点则是对患者的要求略高，患者们需要事先了解医院科室甚至医生们的专长，才能找到自己所希望找到的那位医生。有些三甲医院的互联网医院还规定复诊的患者才可以进行线上门诊。以在上海交通大学医学院附属仁济医院（简称上海仁济医院）就诊的炎症性肠病患者为例，如果患者需要长期服用美沙拉秦且病情稳定，完全可以使用与互联网医院绑定的医保账号来配口服药物，上海仁济医院的互联网医院也有检查检验项目可供预约，网上付费后可直接到医院检查。如果对检查结果或药物使用方面有疑问，可以通过线上问诊找到自己的主治医生来咨询。如果病情变化较大，如突然出现腹痛，则不适合采用线上问诊的形式，因为没有相应全面的体检、检查来鉴别，只通过患者对自己病情的描述是极易发生误诊的。就腹痛而言，医生们不能通过患者对疼痛程度的描述来精准判断是发生了肠道痉挛、穿透性炎症还是肠梗阻，这时患者就必须面诊就医了。

医疗一直是大家都关注的民生问题，如何帮助每个人尽量平稳翻越，我们希望能更充分地利用互联网这条攀登绳奋力向上。

王天蓉

要点 70

尿酸升高也与肠道有关吗？

　　近来，笔者发现一个现象：在规律用药的定期评估中，高尿酸血症的年轻的炎症性肠病患者人数似乎在不断增加。长期高尿酸血症会带来哪些不良后果呢？体内尿酸结晶沉积在软骨、滑液膜及软组织，包括耳朵、手部、肘部、跟腱、脚踝或脚趾，有时更会引起局部溃疡，不易愈合，严重者需接受截除手术；高尿酸也会侵害肾小管，严重者可造成肾功能衰竭，这也是造成痛风患者死亡的主要原因之一。在一般人的印象里，痛风患者多为中年人，爱喝酒、爱吃海鲜和肉食；而随着人们生活水平不断提高,痛风的发病年龄也出现前移。目前,痛风的发病高峰在 30～50 岁,发病仍以男性为主,女性多在绝经期后发病,相较男性症状轻,通常存在用药史(如利尿剂等)。反观炎症性肠病患者对饮食已经十分"小心"了,但仍然会出现尿酸偏高,那么除饮食和尿酸排泄因素外,是否还有其他导致尿酸高的因素呢?

人体主要通过肾脏和肠道两条途径排泄尿酸,约 70% 的尿酸通过肾脏排出,其余 30% 随肠道排出或经肠道菌群进一步分解代谢。肠上皮细胞中的尿酸转运体负责将尿酸从血液转运至肠腔,继而尿酸从肠腔直接排出体外或者由肠道菌群分解。如经肠道途径排泄尿酸盐减少是高尿酸血症的常见原因。

近年来,有学者通过比较痛风患者与健康人的肠道菌群组成发现,痛风和高尿酸血症患者体内存在肠道菌群失调,主要表现为条件致病菌的增加和促炎细胞因子产生细菌的减少。痛风和高尿酸血症患者肠道菌群组成与健康人群有明显区别，其中粪便拟杆菌富集，而柔嫩梭杆菌、普氏菌及双歧杆菌缺乏，且痛风患者肠道菌群变化要早于外周血中尿酸变化。肠道益生菌的发酵产物丁酸、乳酸可促进 T_{reg} 细胞分化，介导免疫耐受，从而达到控制炎症的目的，可以通过该机制治疗痛风。而肠道菌群失调可影响 Th_{17} 与 T_{reg} 细胞的免疫平衡，通过调节肠道菌群可调控 Th_{17} 与 T_{reg} 细胞的免疫失衡，故改善肠道菌群有可能成为控制痛风反复发作的新方法。双歧杆菌作为一种有益菌，可抑制有害菌，改善胃肠黏膜屏障功能，并抑制促炎细胞因子的释放，同时也可通过增加短链脂肪酸的产生，介导免疫耐受。然而，双歧杆菌在痛风患者肠道中的丰度降低。此外，肠道菌群可影响嘌呤的代谢，如肠道中的乳杆菌可吸收利用嘌呤,从而减少饮食嘌呤在肠道中的吸收。

近年来,有关痛风饮食治疗最重要的进展,就是发现了新的引起痛风发病的饮食危险因素——含糖饮料和果汁,其引起痛风发病的风险与啤酒相当。果糖摄入过多是痛风和高尿酸血症患病率升高的重要原因。与葡萄糖分解代谢不同,果糖的代谢过程中无限速酶、无负反馈,可消耗大量三磷酸腺苷(ATP),导致一磷酸腺苷(AMP)大量产生,一磷酸腺嘌呤核苷脱氨酶活性增强,使一磷酸腺苷降解成次黄嘌呤、肌醇,最终分解为尿酸,导致血尿酸水平升高。高果糖饮食可导致肠道菌群中厚壁菌门细菌增加,不利于肠道拟杆菌生长。

在指导高尿酸血症患者饮食控制时,既往多强调对食物种类尤其高嘌呤食物的限制,而忽视了对食物的量及热量的控制。研究显示,控制热量的摄入也具有降低尿酸和减少痛风发作的作用。因此，在指导患者饮食控制方案时还应控制总热量的摄入。部分炎症性肠病患者在进行全肠内营养或部分肠内营养治疗时，不能一味追求短期内体重增加而过度摄入大量营养液或营养粉，特别是有些患者服用植物性蛋白粉，其核蛋白成分较多，也可诱发痛风。

由此，建议炎症性肠病患者应优先选择家禽肉作为动物蛋白的主要来源，尽量选择糖含量较低的新鲜水果，如黄瓜、葡萄、草莓、樱桃等，补充益生菌，来减少高尿酸血症的出现。

王天蓉

土鸡蛋比普通鸡蛋更有营养吗？

　　鸡蛋历来被作为最方便易得又为大众所接受的营养品之一，从未远离过人们的餐桌。中医认为，鸡蛋味甘，性平，归属于肺经、脾经及胃经，具有滋阴润燥、养血安胎的作用。在超市或市场里，我们能发现鸡蛋种类千差万别，价格也相差甚远，比如一些包装精美的土鸡蛋、乌鸡蛋，价格就比普通鸡蛋高出很多。那么土鸡蛋就比普通鸡蛋更好、更有营养吗？

　　所谓土鸡蛋，是指农家散养的土鸡所生的蛋。而乌鸡蛋就是乌骨鸡所下的蛋。相对应的普通鸡蛋，则是指工厂化养鸡场或养鸡专业户用合成饲料养的蛋用鸡下的蛋。

2017 年有一项研究对土鸡蛋以及普通鸡蛋中的粗脂肪、粗蛋白、水分等含量进行了测定分析，结果表明乌鸡蛋的粗脂肪含量较高；普通鸡蛋的粗蛋白含量较高；三种鸡蛋的水分含量无显著差异。《中国食物成分表》中土鸡蛋和普通鸡蛋的检测数据显示，相比于普通鸡蛋，土鸡蛋的蛋白质、碳水化合物、胆固醇、钙、锌、铜、锰的含量略高一些，而脂肪、维生素 A、维生素 B_2、烟酸、硒等含量略低，其他营养素差别不是很大。多种研究汇总后的结果发现，土鸡蛋和普通鸡蛋在整体营养上没有显著差异。

市场上有分为可生食鸡蛋和普通鸡蛋，如果未标注为可生食鸡蛋，那么不建议生吃，因为普通鸡蛋未经过特殊处理有沙门氏菌感染的风险。

平时我们买鸡蛋最重要的还是要确保鸡

蛋是新鲜、卫生、安全的。那么如何挑选新鲜的鸡蛋呢？主要看鸡蛋的蛋壳。新鲜的鸡蛋蛋壳坚固、完整、清洁、常有一层粉状物，手摸发涩，手感发沉，灯光透视可见鸡蛋呈微红色；而不新鲜的鸡蛋蛋壳呈灰乌色或有斑点、有裂纹，手感轻飘，灯光透视时不透光或有灰褐色阴影，打开时常常见到黏壳或者散黄。

另外，建议不要购买毛鸡蛋。毛鸡蛋是没有成功完成孵化的鸡蛋。相比于普通鸡蛋，毛鸡蛋在营养上没有特别之处，也不具有各种奇特的功效，相反，毛鸡蛋在形成的过程中非常易受细菌污染，在安全卫生方面未必有保障。

王天蓉

要点 **72**

脱发的常见原因

常有炎症性肠病患者特别是年轻女性患者诉说对脱发的担忧。在一般人的印象里，脱发多是困扰中老年男性、小部分青年男性及绝经期后女性的问题，在年轻女性中比较少见。当然，我们首先要认识到，健康人每日也会脱落一定的头发，这些都是处于退行期及休止期的头发，正常脱落的头发与新进入生长期的头发处于动态平衡，从而维持头发的正常数量。而病理性脱发是指头发异常或过度脱落，如每天头发脱落的数量超过 100 根，或呈区域斑片状脱发。

下面我们讨论下临床上异常脱发的常见原因。

❖ 精神或神经性脱发

生活中脱发问题较为严重的有一部分集中于学习工作压力较大、常处于精神紧张状态的人群。事实上,精神紧张、忧郁或严重失眠等情况均可使神经功能紊乱,人体立毛肌收缩,毛细血管持续处于收缩状态,毛囊无法得到充足的血液供应,营养不良,从而导致毛发生长功能受抑制,毛发进入休止期并出现脱发。

❖ 激素分泌失调导致的脱发

毛发的生长受多种内分泌激素的影响,如垂体释放的生长激素可促进头发生长,雄激素使头发变得坚硬粗壮,一旦体内激素失去平衡就可能出现脱发,如与雄激素分泌过多相关的脂溢性脱发。产后或更年期的妇女因内分泌激素紊乱,也很可能出现脱发。

❖ 营养性脱发

毛发也是健康状况的外在表现,机体营养不良和新陈代谢异常可引起发质的改变,以及因慢性消耗性疾病而导致的营养不均衡或吸收障碍,均可导致头发的正常生长被抑制。头发脱落的原因还有过量食用糖或盐、缺乏蛋白质、缺铁缺锌等。

❖ 症状性脱发

症状性脱发,如贫血、头皮真菌感染形成头癣,或长期肝肾病变等,一旦干扰了发根部毛母细胞的功能或抑制了毛母细胞的正常分裂,使毛发处于休止期,也会导致脱发。

❖ 化学性脱发

部分品类的化疗药物是临床上引发病理性脱发的重要原因。免疫抑制剂,如治疗炎症性肠病常用药物硫唑嘌呤和氨甲蝶呤,可能导致脱发。长期服用止痛片易出现头发细短、脱落的现象,5-氨基水杨酸是治疗炎症性肠病的常用药物之一,它有一个同分异构体称4-氨基水杨酸,后者属于与止痛片同类的非甾体抗炎药物家族。而我们在日常生活中使用的烫发剂、洁发剂、染发剂等美发化妆品也是引起脱发的常见原因。

❖ **物理性脱发**

物理性脱发是指由空气污染、阳光暴晒、高温、放射性辐射、机械性摩擦刺激等物理原因而导致的脱发。女性头发扎得过紧,及常使用吹风机或烫发等,都可能损伤头发甚或导致脱发。

❖ **其他原因**

常见原因有季节性脱发,其他较少见的原因如先天遗传因素等也会导致脱发。

综上,一个人的脱发问题可能是由多种

因素共同作用导致的,每个人受影响的程度也有所不同。我们只能两害相权取其轻,尽量避免或减少不必要的损伤原因,来保护我们自己飘逸的秀发。

王天蓉

为什么男性脱发的概率大于女性?

有相当一部分炎症性肠病患者抱怨有脱发,其中有部分是由精神紧张、激素分泌失调、营养、药物导致的。在众多脱发人群中,你会发现,男性脱发人数要明显多于女性脱发人数。这到底是什么原因呢?

其实,这种现象的罪魁祸首就是雄性激素源性脱发。雄性激素源性脱发又称为脂溢性脱发、男性脱发或遗传性脱发,是最主要的脱发原因。症状为患者头皮脂肪过量溢出,常伴有头屑增多、头皮油腻、瘙痒明显。其多发生于皮脂腺分泌旺盛的青壮年。患者一般头发细软，有的还伴有头皮脂溢性皮炎症状。

因个人遗传体质不同，所分泌的睾酮在某些身体的组织（像头皮的毛囊）可经由 5α-还原酶（5α-reductase）作用形成双氢睾酮（dihydrotestosterone，DHT），DHT 号称"毛囊杀手"。因毛囊对男性激素的抵抗能力不同，秃发的部位大多在前额、头顶及后头枕部上方。这些部位毛囊基因对双氢睾酮的抵抗力很差，因遗传基因在青春期后就开始表现出来，在这些易秃部位的毛囊内产生大量的 5α-还原酶，将男性激素转换而生成大量代谢物双氢睾酮，毛囊就开始萎缩退化而开始掉发，年龄愈大，双氢睾酮累积越多，脱发越明显。

男性出现脱发的原因还可能有以下几种。①与炎症性肠病导致营养不良有关，患者由于多种原因无法正常饮食，如果长期偏食会导致代谢紊乱，从而出现脱发。②由于长期加班熬夜而导致内分泌失调，从而引起脱发。③炎症性肠病患者常常精神情绪不稳定、精神紧张压力过大，从而引起脱发。

我们应该如何预防脱发呢？是不是只靠互联网、市场上各大厂商推销的防脱洗发水就能帮到脱发人群呢？其实不然，预防脱发需要多种方法组合使用。

1. 要合理饮食，应该远离过于油腻、甜、辣的食物，增加膳食中谷物、蔬菜、水果的比例，多吃黑豆、黑芝麻、蛋等含铁和钙丰富的食物，增加对头发有滋补作用的食物，如牛奶、瘦肉、家禽和鱼。

2. 要放松心态，男性脱发年轻化与压力过大、睡眠不充分密不可分。压力大，长期紧张、焦虑、疲劳导致睡眠质量差，会加重脱发。放松心态，提高睡眠质量，有助于改善脱发状况。

3. 适度保养、头发清洁也很重要。洗发

太勤或者太少都不好，比较合适的时间是每周 2～3 次，洗发的水温以 40℃ 左右为宜；洗发时轻轻按摩头皮，既能清洁头皮又能促进头皮血液循环。洗发剂要选用无刺激性的。洗发后，最好让头发自然干，如果使用吹风机，要注意风的温度不能太高，风过热会破坏毛发组织，损伤头皮。经常梳头，既能去除头屑，增加头发的光泽，又能按摩头皮，促进血液循环，增强发根部的血液供应和营养。我们还要减少染发、烫发，经常染发、烫发会使头发失去光泽和弹性，甚至变黄、变枯。染发、烫发时间至少间隔 3～6 个月。

都说吸烟有害健康，吸烟也已经被认为是引起脱发的危险因素之一，尤其克罗恩病更会因为吸烟而加重或复发。

王天蓉

肥胖与炎症性肠病

"你最近有没有减肥计划呀?"当笔者向坐在对面的炎症性肠病患者提出这个问题时,医患双方的心里一定都有点懵。因为在一般认知中,炎症性肠病活动期患者大多存在营养不良、贫血、矿物质微量元素缺乏的问题,待到疾病控制后,体重才慢慢恢复,达到一般人群的体重水平,与减肥根本扯不上关系吧。

据估计,全球约有 21 亿成年人超重[体质量指数(BMI)≥25kg/m²],其中 6 亿人为肥胖(BMI≥30kg/m²),超重和肥胖的发病率已经达到流行比例。而在炎症性肠病患者中,大约 15%～40% 存在肥胖,另外约 20%～40% 存在超重的情况。针对肥胖与炎症性肠病发病率之间的关系,2013 年英国有一项前瞻性研究发现,肥胖与炎症性肠病的发病率并无明显相关性。发病前肥胖与克罗恩病进展风险有关;但在溃疡性结肠炎患者,一直未观察到这种相关性。但临床前数据提示,肠道生态失调和肠道代谢信号改变可能通过炎症性肠病活动来诱导,激素(包括肠抑胃肽和胰高血糖素样肽)、饱腹感相关肽(例如生长激素释放肽)和胆汁酸可能促进肥胖发展。此外,戒烟、糖皮质激素应用、各种肠内营养剂过度摄入可能使炎症性肠病患者体重增加。

既往研究显示,肥胖与炎症性肠病患者的不良疾病相关结果和生物制剂治疗反应较差可能有关,但其确切机制仍在研究探讨中。2019 年,瑞典一项回顾性研究收集了 2014—

2018 年 5987 例接受生物制剂治疗的炎症性肠病患者的资料,比较肥胖与非肥胖患者在使用生物制剂过程中发生严重感染的风险,结果发现肥胖与严重感染风险的增加无关。2020 年,瑞士有一项前瞻性队列研究观察了 3075 例患者,将肥胖患者(BMI≥30kg/m²)的基本特征、疾病活动程度等与正常体重患者(BMI 18.5~24.9kg/m²)比较,发现肥胖的克罗恩病患者疾病缓解率可能更低,病情复杂的风险更高,而在溃疡性结肠炎患者中没有观察到类似结果。通过观察发现,肥胖的克罗恩病患者和溃疡性结肠炎患者较正常体重的患者更易出现软便的现象。在克罗恩病和溃疡性结肠炎患者中,没有发现肥胖与疾病进展、治疗失败之间的联系。

了解了上述信息,我们似乎都可以松口气,肥胖在炎症性肠病肠道病变中的影响有限。但如果我们把目光放在肠外表现中,就会发现肥胖带来的脂肪肝发病率愈来愈高，以脂肪肝为代表的一系列代谢综合征也是炎症性肠病缓解不利因素，且已被多个临床研究所证实。就我们身边病例发生的问题来说，也需引起大家注意。笔者多次碰到因患者规律使用生物制剂前在常规检查肝肾功能时发现丙氨酸氨基转移酶（ALT）增高至正常范围的 3 倍以上，致暂缓用药而需先保肝治疗的情况。这样的问题反复发生，短期会影响生物制剂的疗效，长期势必会造成原本稳定的病情再次进入活动期。因此，合理饮食、适当运动、体重管理也是炎症性肠病患者需要注意的问题。

王天蓉

女性患者是否更易焦虑？

临床医生在门诊或病房查房时会碰到女性患者反映自己对一些化验结果或检查方式的担忧，有时候甚至在医护人员告诉她们"没有大问题"的情况下，仍十分不放心。那么女性患者是否更易焦虑呢？

对于现代女性来说，一些独特的因素容易造成焦虑，但并不是说女性患者一定比男性更容易焦虑。

❖ 不可忽视的生物学因素

女性激素是焦虑的一个重要影响因素，

激素可调控脑内参与焦虑症发生发展的多个神经递质系统，以及个体对环境因素的敏感性，其威力不容小觑。从青春期、妊娠期到更年期，女性在不同生命周期伴随着卵巢激素水平的变化，而激素的剧烈变化会导致焦虑的风险显著升高。有研究表明，对于绝经期女性而言，雌激素水平下降、卵泡刺激素水平升高，都是出现焦虑和抑郁的危险因素。经前期紧张、产后情绪波动、更年期焦虑，都是女性激素不稳定的结果。我们每个人脑中有一个叫杏仁核的结构，它可能使人维持稳定的情绪调节。科学家发现，出现焦虑抑郁情绪的女性，杏仁核体积缩小较男性更明显。有研究者认为，女性杏仁核体积缩小与激素水平波动可能相关。这可以部分解释，为什么女性对负性事件的敏感性和反应性超过男性。此外，女性睡眠障碍者多于男性，而长期失眠会使人思考能力和记忆力下降、内分泌紊乱、精神萎靡、焦虑和烦躁,甚至诱发或加重精神痛苦,而引发焦虑症。

❖ **女性特定的应激心理因素**

一方面,大多女孩子从小就被要求顺从、听话、文静,这让女孩子习惯顺应别人的这种感受和要求,而没有关心她内心的需求。这种内在需求使女孩子处于自我抑制与父母管教的长期矛盾中,女孩子长大以后情感更细腻、敏感,在面对困难和挫折时易紧张不安。受不良的自我暗示的影响,缺乏安全感,对亲情、工作、外貌担忧,更易产生这种焦虑的情绪。另一方面,父母的过度保护也使一些女孩面对问题时缺乏处理问题的能力,导致她更加焦虑。在情绪的发泄与调节方面,心理学家发现,最初出现情绪紧张和焦虑时,男性喜欢通过参加体育活动来发泄自己苦闷的情绪和转移注意力;而女性更倾向于"心理反刍",即反复思虑情绪焦虑发生的可能原因,并给出各种可能的解释,这种做法反而让她们反复进行着不愉快的回忆。而负性事件的"反刍"理所当然会成为负面情绪的"罪魁祸首"。

❖ 需要引起关注的社会因素

女性焦虑与婚姻质量、人际关系等社会性因素明显相关。婚姻或人际关系不协调、职场压力、生育压力等使很多现代女性的心理和生理长期处于应激状态;情绪焦虑、敌对、内心痛苦、得不到配偶或家庭社会的理解和支持,致使女性心力过度劳累,进而诱发焦虑。

那么对于焦虑女性也应该找到合适的解压方法。一是找人倾诉,比如笔者遇到的一些女性患者,能把问题讲出来就是成功解决问题的第一步。二是不断学习,在有需要的领域不断地吸收新知识、新方法,只有这样,我们才能跟上快速发展的社会步伐。三是倡导适度放松,期望女性朋友们尝试体验能增加更多幸福感的事物,回归本真的自我。当然,在应对诸如炎症性肠病此类慢性疾病的治疗过程中,我们仍需在专科医生的建议下采取减少过度医疗的策略,而不是盲目地全盘拒绝。

王天蓉

粪隐血就是炎症性肠病活动吗？

常有炎症性肠病患者拿着粪常规＋隐血的检查报告来门诊询问医生，他们担心粪隐血中的隐血和转铁蛋白项目阳性的结果反映炎症性肠病正在活动，目前的治疗方案是否可行，需不需要调整？

让我们来了解一下关于粪隐血检查的那些事吧。粪隐血有两类检测方法：一类是化学法，有传统方法（还原酚酞法、联苯胺法、邻甲苯胺法等），还有全新方法，即四甲基联苯胺法（便隐血检测试纸）；另一类是免疫法，包括用血红蛋白检测法（FOB）来检测粪便中的血红蛋白,及用转铁蛋白检测法来检测粪便中的转铁蛋白。传统的化学法因其易受样本非人血红蛋白铁干扰、敏感性差等缺点,被全新的四甲基联苯胺法所替代。免疫法是将血红蛋白(转铁蛋白)作为抗原,与试纸上预置的抗血红蛋白(转铁蛋白)抗体发生免疫反应,以判断是否存在出血的单克隆胶体金技术。两者的差别是用血红蛋白检测法可检出下消化道任何部位的出血;而用转铁蛋白检测法能检出上消化道的出血,因上消化道出血经消化酶作用后,其红细胞基质尽被消化,不再有免疫反应。而转铁蛋白主要存在于血浆中,在健康人的粪便中几乎不存在,在消化道出血时的粪便中才大量存在。同时,转铁蛋白的稳定性明显高于血红蛋白。针对上消化道出血,在检测血红蛋白的同时检测转铁蛋白,能够减少假阴性结果的出现。用两种免疫学方法同时检测两种抗原,能够起到互补作用。

当我们发现粪隐血呈阳性时,需要进一步鉴别消化道出血原因,一般考虑是否应用了易损伤胃肠道黏膜的药物,如长期服用抗血小板聚集药物和解热镇痛类药物(阿司匹林或氯吡格雷等);是否有饮食不当、酗酒或食谱中粗粮过多;是否由胃十二指肠溃疡、结肠息肉、痔疮、炎症性肠病等疾病引起,其中我们更要关注对消化道肿瘤的早期发现和早期诊断。这需要完善相关检查,特别是胃肠镜检查后,再对症处理。

在临床上判断炎症性肠病是否处于活动期,也不能仅凭一份粪隐血阳性的报告。因为这只是说明消化道黏膜有破损,造成微量血液出现在粪便中,比如溃疡性结肠炎病情稳定的患者使用肛栓时,物理原因造成局部直肠黏膜破损,在做粪隐血检查中也有可能出现阳性结果。因此,在临床上判断疾病活动度和严重程度时,使用的是"套餐"式的判断标准,其中主要标准仍是胃肠镜检查。近年来,随着胃肠道影像技术的发展,其在炎症性肠病的诊治过程中也发挥出越来越重要的作用。生化检查中,除以C反应蛋白、红细胞沉降率为代表的传统炎症活动指标外,粪钙卫蛋白的重要性在炎症性肠病的活动度评估中也得到了肯定。因此,我们需要全面客观地判断疾病的状态,而不要风声鹤唳,使自己处于过于焦虑的状态,这样反而不利于疾病的治疗。

王天蓉

要点 **77**

喝粥真的好吗？

在中国传统食谱中，粥（也有地区称稀饭）不是一种具体的食物，而是一种食物类型。曾有一些争论关于粥是否有较为丰富的营养，下面让我们从现代营养学的角度简单讨论一下吧。

粥在临床上一般属于半流质食物，通常是将大米、小米等谷物熬煮一定时间制成，粥含有较为丰富的碳水化合物、矿物质等营养元素，适量饮用能够减轻胃肠道负担。粥含水量丰富，通常可以达到 90％ 左右，适量喝粥可以为人体补充水分。对于喝水易呛咳的脑梗后遗症患者,粥能帮助他们安全地"喝水"。对于在末端回肠以上造瘘的患者们,喝粥能减缓液体流出肠腔的速度,相对比直接大口喝水更能补充水分。

但我们也要看到粥的缺点。首先,通常意义上的粥营养单一,基本上就是高升糖的淀粉,即便是粗粮,经过长时间炖煮之后,升糖指数也会大大增加,这对于需要控制血糖的人是较为不利的。再者,经过长时间加热,对热敏感的维生素被严重破坏了,比如维生素 C 和维生素 B 族等含量明显下降。而一味地在粥里增加大量高蛋白食物,如海鲜、鱼肉等会增加粥水中的嘌呤含量,对有痛风隐忧的朋友们不利。另外,有些人有趁热喝粥的习惯,这也是不利于健康的,温度超过 65℃ 的饮食被世界卫生组织列入 2A 类致癌物,可能增加发生口腔癌、食管癌的风险。

那么,炎症性肠病患者还能喝粥吗?如果要喝粥,有什么建议?炎症性肠病患者如果处于疾病活动期或存在某段消化道狭窄，医生会建议患者采用低渣半流质饮食方式以减轻胃肠道负担，这自然包括将食物制成"粥"这个类型，但不建议通过久煮的方式使食物达到酥烂的口感。我们可以采用物理方式，如使用破壁机等，事先将食材制备成小颗粒或小块状再进行烹饪。将新鲜蔬菜类食材加入粥里也要尽量避免久煮，所以可以等到谷物粥基本煮好，用后下的方式加入食材。炎症性肠病合并高尿酸血症的患者还是较多的，如果担心加入的高蛋白食物会产生大量嘌呤，我们可以首选白肉这类嘌呤含量相对偏低的高蛋白食材，尽量不要选猪肉、羊肉、牛肉等高嘌呤的红肉及海鲜等。或者将肠内营养剂或肠内营养粉直接加入煮好的粥里食用，也是一举多得的方法。我们希望大家更好地改造"粥"，使之能更好地扬长避短。

王天蓉

要点 78

蚊子会传播哪些疾病?

　　按理来说,炎症性肠病患者本身并不更加吸引蚊子,但是炎症性肠病患者由于在部分免疫抑制情况下需要避免感染,所以还是需要注意减少蚊虫叮咬。

　　在炎炎夏夜里,蚊子除了半夜在枕边嗡嗡作响扰人清梦之外,它"到此一游"后在人皮肤上留下的"纪念品"——蚊子包还会使人痛苦几天,主要是蚊子在叮咬时也会将其唾液注入人体皮肤内,其中的蛋白质等物质作为致敏原使人产生过敏反应。但是,蚊子带给人类最大的困扰是它可以作为一些传染病的移动库房,将一些病原体(病毒、细菌、原虫等)在一定范围内传播。这里主要介绍常见的三种蚊媒疾病。

❖ 疟　疾

疟疾多发生在热带地区,以非洲、东南亚等地区多见。它的病原体为疟原虫,常见的有间日疟原虫、三日疟原虫、恶性疟原虫、卵形疟原虫,这些原虫的传播者为雌性按蚊。临床上,疟疾的主要症状为反复发作的间歇性高热、寒战,继而出现大汗淋漓后缓解,这些症状一般会呈周期性出现。不同种类疟疾的临床表现不尽相同,如间日疟和卵形疟的潜伏期较长,为 13～15 天,间日疟和卵形疟的两次发病间歇期为 48 小时;恶性疟的潜伏期有 7～12 天,间歇期为 36～48 小时;而三日疟的潜伏期最长,为 24～30 天,间歇期为72 小时。除恶性疟之外,其他疟疾的症状均主要为高热寒战,积极治疗预后良好;而恶性疟的症状重,患者常出现肾功能损害、肾衰竭等,进而引发多器官功能衰竭,患者死亡率高。

疟疾的诊断主要依赖症状、疫区接触史、病原体检查和血清学检查,较易诊断,且抗疟药物效果良好,预后一般较好。

❖ **流行性乙型脑炎**

流行性乙型脑炎简称乙脑,其病原体为乙脑病毒,因为其病原体于1934年在日本发现,故名日本乙型脑炎。乙脑主要经由库蚊和伊蚊传播,是一种人畜共患病,猪是本病的传染源之一。其有较明显的季节性和地域性分布,在夏秋季多发,主要分布在东亚和东南亚地区。乙脑潜伏期10～15天,大多数患者症状较轻,或呈无症状的隐性感染;典型症状者的临床表现随着病程阶段的不同而不同。初期,患者体温急剧上升至39～40℃,伴头痛、恶心和呕吐,部分患者有嗜睡或精神倦息,并有颈项轻度强直,病程 1～3 天。极期,患者体温持续上升,可达 40℃ 以上,初期症状逐渐加重;意识明显障碍,由嗜睡、昏睡直至昏迷;昏迷越深,持续时间越长。极期为最危险的时期,患者可能会出现颅内压力过高而导致脑疝,死亡率高。恢复期,患者体温逐渐下降,精神、神经系统症状逐日好转。后遗症期,患者主要表现为疾病的后遗症,主要有意识障碍、痴呆、失语及肢体瘫痪、癫痫等,如予以积极治疗可有不同程度恢复。

❖ **登革热**

登革热病原体是登革病毒,广泛分布于热带和亚热带地区,流行季节为 5～11 月。伊蚊是登革热的主要传播途径,人群对登革热普遍易感,其中婴幼儿患病率更高。登革病毒入血后与抗体结合形成免疫复合物,激活免疫系统,导致血管通透性增加;血管扩张充血,血浆及血液有形成分外渗,导致血液浓缩、出血。潜伏期一般为 1～14 天，多数为 5～9 天，症状为骤起高热、寒战，伴有严重的头痛、眼眶痛、肌肉和骨关节疼痛，有恶心呕吐等；病程 3～6 天出现皮疹，为出血性皮疹，从四肢蔓延至全身；而后全身各处出现出血和淋巴结肿大触痛症状。发展至极期，患者可出现低血容量性休克，表现为体温低、四肢湿冷、脉搏细速、心动过速、血压下降等；休克不纠正会导致体内水电解质紊乱、酸碱失衡，严重的则导致多器官功能衰竭，致死率高。

随着新冠病毒感染疫情在全球范围内缓解，大范围人员流动潮已逐步恢复至疫情前，这样又使传染性疾病散播有了条件，我们炎症性肠病患者，特别是在使用生物制剂及免疫调节剂治疗期间，抵抗力相对较弱，尤应注意防范。

王天蓉

要点 **79**

五类常用胃药的使用有哪些注意事项？

在普通消化专科门诊中,胃病病例最常见,相应的胃药品种也多,服药时间不统一。炎症性肠病患者要服用的药物往往较多,患者反映不知道所服用的药物与炎症性肠病常用药物是否有交互作用,也记不住其使用注意事项。因此,我们在这里为大家简单地归纳一下。目前常用的胃药有五类:抗酸药、抑酸药、胃黏膜保护药、促胃肠动力药和抗幽门螺杆菌药。

由于胃药的疗效与胃排空情况息息相关,所以服药时间很重要,那么服药期间又需要注意哪些呢?

一、抗酸药

抗酸药主要为弱碱性药物,通过直接中和胃酸,迅速缓解胃部不适。常用药物有铝碳酸镁片和铝镁加混悬液。

1. 铝碳酸镁片

服用方法:嚼服,一次 1～2 片,一日 3 次,于餐后 1～2 小时、睡前或胃部不适时服用。

注意事项:服用铝碳酸镁片时,可能会引起口干、食欲缺乏的现象。大剂量使用会引起腹泻。服药期间应避免同服酸性饮料(如果汁、葡萄酒等)。

2. 铝镁加混悬液

服用方法:口服,一次 1 袋,一日 3～4 次,于餐后 1～2 小时或睡前追加服用一剂;无须兑水,用前摇匀。

注意事项:避免与四环素类药物合用。

二、抑酸药

抑酸药主要在吸收后作用于胃壁细胞，抑制胃酸分泌，用于胃-食管反流症及溃疡患者；其与铋剂和抗菌药物联用，可用于根治幽门螺杆菌。常用的抑酸药有质子泵抑制剂和钾离子竞争性酸阻滞剂，如奥美拉唑、兰索拉唑、雷贝拉唑、泮托拉唑、艾普拉唑、伏诺拉生等。

服用方法：口服，一次 1 片，一日 1～2 次，一般于餐前半小时服用。抗幽门螺杆菌感染时，可一日 2 次，于早晚餐前服用。

注意事项：此类药物不宜长期大剂量使用，以防骨折；部分炎症性肠病患者有骨质疏松症，更需要注意。禁用于严重肾功能不全者、婴幼儿、妊娠期及哺乳期妇女。慎用于肝功能损伤者。

三、胃黏膜保护药

胃黏膜保护药是指预防和保护胃黏膜，促进组织修复、溃疡愈合和治疗胃黏膜损伤的药物。常用的胃黏膜保护药有替普瑞酮、瑞巴派特、吉法酯及枸橼酸铋钾等。

替普瑞酮服用方法：口服，一次1粒，一日3次，餐后服用。

瑞巴派特服用方法：口服，一次1粒，一日3次，早晚及睡前服用。

吉法酯服用方法：口服，一次1～2粒，一日3次。

铋剂服用方法：口服，一次1粒，一日4次，三餐前半小时及晚餐后2小时；或一次2粒，一日2次，早晚餐前半小时。

注意事项：铋剂不宜长期大量服用，一般连续使用不宜超过28天；严重肾功能不全者及孕妇禁用。此外，铋剂不建议与牛奶同服，否则药效会降低。

四、促胃肠动力药

促胃肠动力药可增加食管下部括约肌张力，增强胃蠕动，促进胃排空，协调胃与十二指肠运动，有效改善消化不良症，防止胃-食管反流症的发生。常用的促胃肠动力药有枸橼酸莫沙必利片和伊托比利片。

枸橼酸莫沙必利片或伊托比利片服用方法：口服，一次 1 片，一日 3 次，于餐前服用。

注意事项：服药期间可能会有口干、腹痛、腹泻、皮疹、肝功能指标异常等情况。另外，注意部分炎症性肠病患者本身就有腹泻和黏液脓血便，建议慎用或者调整药物种类。

五、抗幽门螺杆菌的联合使用药物

幽门螺杆菌感染与消化道疾病有着密切的关系，目前已证实幽门螺杆菌感染是慢性胃炎的主要病因，是消化性溃疡的重要致病因素。世界卫生组织已明确把幽门螺杆菌列为胃癌的Ⅰ类危险因子,所以建议对幽门螺杆菌检测结果为阳性的患者进行幽门螺杆菌根除治疗。

服用方法:幽门螺杆菌根除方案为"四联疗法",即:1种质子泵抑制剂(2次/天,餐前口服)+1种铋剂(2次/天,餐前口服)+2种抗菌药物(餐后口服),疗程为14天。

其中,抗菌药物可选择阿莫西林+克拉霉素,阿莫西林+甲硝唑,阿莫西林+左氧氟沙星,阿莫西林+呋喃唑酮,阿莫西林+四环素,四环素+甲硝唑,四环素+呋喃唑酮。

注意事项:①对青霉素过敏患者不应选用含阿莫西林组合方案。②18岁以下禁用左氧氟沙星;14岁以下禁用呋喃唑酮;8岁以下儿童不宜使用四环素。

王天蓉

关于中药煎煮方法的小答疑

　　近年来，随着重要治病和养生观念愈来愈深入人心，祖国的传统医药价值也重新受到重视，我们会发现身边的家人朋友们开始服用传统中药治疗"现代病"，比如我们有炎症性肠病患者也接受传统中医的汤药口服、灌肠及中药栓剂治疗。如何正确煎煮中药，使药物发挥最好的疗效，作为"非中医"的医生也是需要系统学习才行。在此，笔者给大家分享一些粗浅的了解，希望可以普及关于中药煎煮的一些小知识。

❖ 中药煎煮前是否需要清洗饮片？

有些患者在煎煮中药饮片时，因嫌其"脏"而常在煎药前用水清洗，以除去表面的污垢、尘土等，其实这是极其不妥当的做法。首先，饮片在上市前已经经过了净制，包括用挑选、水洗、筛选、剪切等方法清洁药材，去除非药用部位，使药物达到净度标准，保证中药饮片质量。其次，饮片不宜清洗是因为清洗可能导致饮片表面辅料的流失，包括蜜、酒、醋、胆汁等。再者，清洗可能造成粉末及细小药物的流失，如滑石、车前子、菟丝子等，也可能导致水溶性成分丢失，如芒硝等。煎药前清洗饮片会减弱或改变汤剂原有的疗效，影响药效的发挥和疾病的治疗。因此，饮片在煎煮前不宜清洗。

❖ 浸泡中药材用热水还是凉水？

浸泡中药材不宜使用热水，因为用热水

浸泡中药饮片会破坏药材的细胞壁,影响有效成分的释出。

❖ **煎煮中药应该用什么水?**

煎煮中药用洁净冷水即可,使用凉开水的效果更好。不宜使用矿泉水,因为矿泉水中金属离子含量较高,个别金属离子可能会与中药中的成分发生化学反应而影响药物疗效。生活用水多是自来水,其中含有余氯,凉开水中的余氯已经挥发,可以避免余氯对中药有效成分的破坏,所以使用凉开水煎煮中药的效果更好。

❖ **中药煎煮两次太麻烦,多放一点水煎一次可以吗?**

不可以。加热煎煮开始时,饮片内的浓度大于煎出药液浓度,有效成分持续溶出,内外浓度达到平衡时,会停止溶解。此时把药液倒出,加水煎第二次,外部浓度变稀又会继续溶解。如果只煎一次,溶解扩散达到平衡,即使延长煎煮时间,有效成分也不会再溶出了,反而会因水分减少,煎出液浓缩,有效成分沉淀析出而浪费。因此,一次久煎不能代替两次分煎。

❖ **中药两煎是上午第一煎,下午第二煎吗?**

不是。两煎药需要连续煎煮,熬出的药汁合并,分成上午、下午两次服用。如果上午吃第一煎,下午吃第二煎,那么会造成服用浓度不一,药效下降,影响治疗效果。

❖ **中药煎好后趁热倒出还是放凉了倒出?**

研究发现,趁热滤出药汁后的药渣呈饱和状态,不会重吸收有效成分,药汁中有效成分含量较高;待中药凉后,药物溶解度就会下降,药物有效成分会被药材重吸收,此时滤出的药汁有效成分会减少。特别是质地疏松、吸水性强的药物，如芦根、白茅根、鱼腥草等，如果不趁热过滤，那么会有部分药液会随药渣倒掉，降低药物疗效。此外，中药中存在高分子化合物使水煎液形成一种胶体溶液，从而增加了某些不溶性成分的混悬能力。常规煎液冷却后，往往因胶态的变化而析出沉淀或呈现混浊，难以过滤，所以中药煎好后应趁热过滤倒出。

❖ 代煎中药如何保存？

由于代煎中药为密封真空包装，所以保质期较自煎中药长。代煎中药常温可保存2～3天，在冰箱冷藏室 0～5℃保存，可保存30天，服用前需要加热。若发现药液袋鼓起、药液变味或有气泡等异常现象，不可服用。

王天蓉

心理卫生对幸福生活的意义

　　心理卫生,也称心理健康。随着社会经济的快速发展,生活节奏明显加快,心理应激因素日益增加,焦虑症、抑郁症等常见精神障碍及心理行为问题逐年增多,心理卫生问题已成为全球性的一个问题。人们逐渐意识到心理健康对个人成长、家庭稳定、社会和谐的重要性。而研究表明,心理与生理是互相影响的,心理不健康会给生理状态造成伤害,健康的心理甚至比健康的身体更重要。

　　炎症性肠病是一种慢性复发性肠道疾病,包括克罗恩病和溃疡性结肠炎。这些疾病会导致患者肠道内部炎症和损伤,从而引发一系列严重的消化系统问题,包括腹泻、腹痛、体重减轻和疲劳等。除身体症状之外,炎症性肠病还给患者的精神健康造成重大影响。患者长期面临身心痛苦和经济压力,易出现心理方面的问题,导致心理状态变化,包括焦虑、抑郁,及自我评价、人际关系、生活质量等方面的问题。国内研究显示,炎症性肠病患者焦虑、抑郁的发生率分别为 45％ 和 60％,明显高于健康人群中的 3.3％ 和 6.7％。在炎症性肠病活动期中,发生焦虑或抑郁的风险更高。长期亚健康的精神状态严重影响了炎症性肠病患者的工作能力和活动能力。因此,心理卫生对于炎症性肠病患者的幸福生活来说具有重要的意义。

　　良好的心理卫生对炎症性肠病的诊疗有哪些积极作用呢?

　　1. 心理卫生可以缓解患者的焦虑和抑郁

症状。炎症性肠病患者常感到焦虑和沮丧，因为疾病会影响他们的社交、学习和工作。心理治疗可以帮助患者减轻这些心理负担，提高自我认知和应对能力，并使他们更好地适应和接受自己的疾病。

2.心理卫生可以帮助患者更好地应对、管理疼痛和疲劳。炎症性肠病患者经常会受到腹痛、腹胀、疼痛和疲劳的困扰。通过心理治疗可以教育患者如何通过调整呼吸和使用深度放松技巧等技能来减轻疼痛和疲劳的感受。

3.心理卫生可以帮助患者理解和应对疾病的症状。消化系统的异常反应和并发症是炎症性肠病患者的主要表现。了解疾病的症状、治疗和日常生活的影响，可以帮助患者更好地处理疾病带来的挑战，并与医生们更好地沟通和制定治疗方案。

4.心理卫生可以支持患者发展积极健康

的生活方式。炎症性肠病的治疗需要坚持适当的营养和健康的生活方式。心理卫生可以教育患者如何通过适当的饮食、良好的睡眠习惯、规律的锻炼等措施来维持健康的生活方式，从而增强自我控制疾病的能力。

综上所述，心理卫生在炎症性肠病的治疗中具有重要的意义。在治疗炎症性肠病的过程中，不仅需要注重身体健康，也需要关注患者的心理健康状况。通过心理卫生的干预，可以更好地支持患者，提高他们所能感受到的生活质量，及对疾病的控制和适应能力，从而帮助他们恢复健康、积极面对生活。

徐锡涛

炎症性肠病患者能饮用雄黄酒吗？

雄黄酒是一种中药酒，是用研磨成粉末的雄黄泡制的白酒或黄酒，曾经是中华民族传统节日端午节的饮品，其使用最早可追溯到中国古代。据史书记载，雄黄酒是由汉朝医学家张仲景发明的。张仲景在《伤寒杂病论》中记录了治疗疾病的很多中药方剂，其中就包括使用雄黄酒治疗疟疾、外感发热等病症的方剂。古代人认为雄黄可以克制蛇、蝎等百虫，"善能杀百毒、辟百邪、制蛊毒，人佩之，入山林而虎狼伏，入川水而百毒避"。所以古人不但把雄黄粉末撒在蚊虫滋生的地方,还饮用雄黄酒来祈望能够辟邪。

目前,雄黄酒主要用于以下几个方面。①外用治疗:雄黄酒可以用于治疗外伤和感染,如烧伤、烫伤、疖、痈等病症。②内服治疗:雄黄酒对痢疾、结肠炎、呕吐、腹泻等有一定的治疗效果。③祛痰治咳:雄黄酒有一定的祛痰、镇咳作用,可以用于治疗咳嗽、哮喘等病症。④抗菌消炎:雄黄酒可以用于治疗口腔溃疡、咽炎、牙龈炎等疾病,还可用于治疗皮炎、手足癣等皮肤病。

炎症性肠病是一组肠道慢性免疫相关性疾病,包括溃疡性结肠炎和克罗恩病。这些疾病的症状包括腹泻、腹痛、便秘、体重减轻和营养不良。治疗常包括药物治疗、手术和饮食调整。除此以外,一些研究也探讨了使用中药治疗这些疾病的可能性,其中雄黄酒就被认为可能有治疗效果。炎症性肠病患者能不能饮用雄黄酒?我们首先来看看雄黄酒的具体成分。雄黄又名雄精、石黄、熏黄、黄金石,其主要化学成分是硫化砷,加热经氧化还原反应会转变为三氧化二砷,也就是剧毒品砒霜。由此可见,饮用加热的雄黄酒实际上是非常危险的,饮用过量往往会导致中毒表现,轻者表现为胸骨后疼痛、恶心、呕吐、腹泻、腹痛,重者致死亡。

虽然另外也有一些研究表明,雄黄酒可以改善肠道微生物群落的组成,从而减轻炎症性肠病的症状。然而,目前还没有针对雄黄酒在治疗炎症性肠病方面的大规模临床试验。因此,任何人在使用雄黄酒时都应事先咨询医生,并在医生的指导下使用;如果使用不当,可能对健康造成一定的危害。尤其,需要注意以下几点。

1. 妊娠期、哺乳期妇女和儿童应禁用,因为其中的雄黄素可能对胚胎发育不利,甚至可能引起流产等严重后果。

2.长期大量饮用雄黄酒可能会引起中毒反应,如头晕、乏力、恶心、呕吐、腹胀、腹泻等,严重时还会影响肝脏功能,引起肝炎、肝硬化等疾病。

3.使用雄黄酒时应按照医嘱或者说明书规定的剂量,不可自行增减。

4.对雄黄酒过敏者应避免使用,如果出现过敏症状,应及时就医。

5.存放雄黄酒时应注意防潮、防晒,避免高温,以免影响其质量。

总之,雄黄酒虽有一定的功效,但是必须在医生的指导下合理使用,以免出现不良反应,建议炎症性肠病患者还是要谨慎使用。

徐锡涛

要点 83

学习障碍的预防和干预

炎症性肠病患者可能经历多种症状,如腹痛、腹泻、贫血和疲劳等,这些症状可能对他们的学习和认知造成影响,特别是在青少年儿童期就发病的患者,除常见的生长发育迟缓外,往往也会有学习障碍的表现。一些研究表明,炎症性肠病患者比健康人更易出现学习和记忆问题,这可能与他们的免疫系统异常和神经元炎症有关。另外,炎症性肠病患者可能经历情感问题,如抑郁和焦虑,这些问题也可能导致他们出现学习障碍。另外,炎症性肠病患者可能需要频繁地到医院接受治疗或手术,这可能会导致他们错过学习或工作时间,进一步影响他们的学习和工作。

炎症性肠病患者疾病活动对感觉和认知的影响包括以下几个方面。①疼痛和不适感可能会分散患者精力,使其集中注意力和执行任务变得更加困难。②由于消化不良和营养不良,炎症性肠病患者可能会感到疲乏、精神萎靡或注意力不足。③由于其肠道的激烈反应,炎症性肠病患者可能会感到紧张或焦虑。④睡眠不足或失眠可能会对患者认知表现和精神健康造成负面影响。

患者如果出现以下学习障碍的表现,应该引起高度重视,应及时找专科医生进行诊治。①阅读困难:慢读,翻来覆去,理解有困难或者不完全理解。②写作困难:拼写错误,语法错误,句子不通顺。③数学困难:对数字敏感性低,不能理解基本的数学概念。④记忆力差：难以记住重要的事情，常常忘记日常任务。⑤专注困难：难以集中注意力，易受干扰。⑥社交障碍：难以正确理解和回应他人的情感和沟通方式。

因此，炎症性肠病患者需要通过采取治疗和自我管理措施来减轻症状，以维持正常的学习和工作能力。预防和干预措施建议如下。①管理疾病：良好的疾病控制可以减轻患者的症状，并有助于改善患者的认知功能。②饮食管理：炎症性肠病患者需要注意饮食，避免食用造成症状加剧的食物。有些研究表明，营养丰富的饮食有助于改善认知功能。③体育锻炼：精力充沛的人更易集中注意力和记忆。适当的体育锻炼可以帮助炎症性肠病患者缓解疲劳和提高学习能力。④心理治疗：炎症性肠病患者常常伴随着心理疾病，如抑郁和焦虑。心理治疗可以帮助患者管理情绪，减轻压力，并集中注意力。⑤药物干预：

有些药物可以改善炎症性肠病患者的认知功能,这些药物的使用需要遵循医生的建议。

总之,炎症性肠病患者需要综合管理,包括疾病控制、饮食管理、体育锻炼、心理治疗和药物干预等多方面,以改善他们的认知功能和学习表现。

徐锡涛

要点 84

炎症性肠病患者如何保持口腔卫生,适合做牙齿整形吗?

研究表明,牙齿可以反映一个人的整体健康状况,不少全身性疾病与口腔健康不良有关,如心脑血管疾病或内分泌代谢紊乱等。牙周炎是很常见的口腔慢性炎症,常见表现包括牙龈出血和脓肿、牙齿松动等。牙周炎会导致健康的口腔菌群失去平衡,引起炎症的细菌大量增多,这些致病细菌随着唾液被吞咽进入肠道不仅会干扰肠道菌群,而且会加剧肠道炎症。因此,以肠道炎症为主要特点的一些消化道疾病与口腔健康有密切的关系。

炎症性肠病是影响肠道的一种长期疾病，主要表现为腹泻、腹痛、腹胀和体重减轻等症状，这种疾病不仅影响患者的肠道健康，还可能影响患者的口腔健康，包括口干、口腔痛、口腔溃疡等。来自美国密歇根大学医学院和口腔医学院的研究人员发现，造成牙周炎的口腔细菌会导致牙齿支撑结构遭到破坏，如果不加以治疗，可能会导致牙齿脱落，很可能是加剧炎症性肠病的关键因素。与炎症性肠病一样，牙周炎的发病机制涉及口腔微生物群失调和免疫炎症反应失调之间复杂的相互作用。有研究显示，与非炎症性肠病对照组相比，炎症性肠病患者的牙齿和牙龈整体健康状况更差，更可能患有严重的牙周炎，并且牙齿脱落更为常见。研究还发现，相比于没有口腔健康问题的炎症性肠病患者，有炎症性肠病和牙周炎的患者的肠道疾病更严重、活动度也更高。

　　研究表明,牙齿矫正(俗称整牙齿)可以对炎症性肠病患者的口腔症状产生积极影响。牙医可以通过去除牙结石和牙垢等细菌性斑块,减少口腔细菌的繁殖,进而减轻口腔症状。此外,通过整齐的牙齿,患者可能会更好地坚持口腔卫生习惯,从而减少口腔感染症状等。

　　一些研究还发现,整牙齿可能对炎症性肠病的治疗产生积极影响。有些人认为,如果整齐牙齿可以减少牙龈炎等口腔细菌感染,那么它也可能减少身体其他部位的细菌感染。此外,一些研究还发现,整牙齿可以减轻身体内的炎症反应,这可能在炎症性肠病的治疗中起到一定的作用。

　　整牙齿有如下好处。①改善口腔卫生:整牙可以去除牙齿间的交叉错位,更易清洁牙齿,减少细菌滋生,预防口腔疾病。②改善咀嚼功能:牙齿整齐规则可以使咀嚼更加均匀,让食物更易于消化。③改善发音:牙齿正常可以让发音更加清晰。④美观效果：整牙可以矫正牙齿安排，让牙齿更加整齐美观。

整牙齿的注意事项：①在医生的指导下进行整牙治疗，遵守医生的诊疗方案。对于正在使用生物制剂的炎症性肠病患者，建议在疾病稳定和两次生物制剂使用间隙进行矫正复诊、更换牙套。②患者需认真刷牙、漱口，保持口腔清洁。③避免咀嚼完影响整牙效果。④正确佩戴牙套。⑤遵医嘱定期复诊，确保治疗连续性。

整牙齿可能对炎症性肠病患者的口腔健康和治疗产生积极影响。不过，需要注意的是，整牙齿并不是针对炎症性肠病的一种特定治疗方法，只可以作为辅助治疗手段之一。炎症性肠病患者请咨询具体专科医生的意见，并按照医生的建议进行治疗。

徐锡涛

如何解决牙龈出血的问题？

牙龈出血是我们日常生活中较为常见的口腔症状，常见于吃东西、刷牙时，可发生于任何时间和任何人群。

什么是牙龈出血呢？牙龈出血就是牙齿下方淡粉色的组织发生出血的现象，分为被动出血和自发出血。被动出血主要是在刷牙或进食时，牙龈上的毛细血管发生破裂，出现少量的血液渗出，一般表现为唾液中含有血丝，一段时间后会自行消失。自发出血指轻微刺激或者无任何刺激就可以发生牙龈大量出血，一般出血量多且难以止住，这种出血常与比较严重的疾病相关。牙龈出血与多种因素相关，其原因可能是口腔保健不良、疾病、药物副作用、营养不良等。常见的原因包括以下几个方面。①牙周炎：牙龈发炎、红肿、疼痛，容易出血。②维生素缺乏：特别是维生素 C 和 K 缺乏，易导致牙龈出血。③全身性疾病，比如血液疾病（如血小板减少症、血友病等）、肝脏疾病（如肝炎、肝硬化等）、肿瘤性疾病等也易导致牙龈出血。④药物副作用：一些药物，如抗凝剂、某些抗菌药物等，易导致牙龈出血。⑤牙刷过硬、刷牙力度太大，也易导致牙龈出血。

　　炎症性肠病患者也往往存在牙龈出血的问题，这是因为口腔与肠道的炎症反应存在联系，其中某些细菌可能同时存在于口腔和肠道中。炎症性肠病患者常伴随口腔溃疡、牙龈炎和口腔干燥等问题。虽然牙龈出血有时是暂时和轻微的，但它也可能是反映疾病活动的一种表现,应引起足够的重视。如果牙龈出血严重或经常发生,不要怕,应尽快去找牙医和炎症性肠病专科医生,以确定牙龈出血的原因,要给予足够的重视,及时行相关检查,如血常规、出凝血时间、肝肾功能等,针对原发疾病采取治疗措施。

牙龈出血可能与炎症性肠病的发作和病情严重程度相关。因此,首先应积极控制肠道疾病活动。另外,口腔卫生在控制炎症性肠病方面扮演着重要角色。控制牙龈出血的方法有如下几个方面。

1. 对于急性牙龈出血,首先立刻止血,如填塞、压迫出血部位等,必要时短期全身应用止血药物,但应严格控制适应证。

2. 正确刷牙,每天至少刷牙2次,每次刷牙至少2分钟。使用软毛牙刷,采用正确的刷牙方法,避免强力使用牙刷,防止对牙龈造成伤害。

3.使用漱口水。口腔漱口可以有效清除口腔内的细菌和污垢，并保持口气清新。如果口腔干燥，可以使用含有润滑成分的漱口水。

4.维持口腔湿润。口腔干燥可能导致牙龈出血和口腔症状。饮用足够的水可以保持口腔湿润，从而减少口腔问题。

5.定期口腔检查。定期看牙医，每 6～12 个月做一次口腔检查，以确保口腔健康，及时发现牙齿、牙龈问题并治疗。

6.均衡饮食。避免刺激性食物，戒烟戒酒，良好的饮食习惯可以帮助预防口腔和身体健康问题。适当酌情添加含维生素 C 和 K 的食物，促进牙龈健康。

7.注意药物副作用。如果牙龈出血考虑是由某种药物引起的，如阿司匹林、激素、生物制剂等，可以考虑与医生商量换药或减量。

总之，炎症性肠病患者牙周病患病率较

高,定期口腔卫生保健十分重要,且患者牙周炎的严重程度可能与疾病活动性有关。因此,炎症性肠病患者应关注牙周健康管理,定期进行口腔检查。良好的口腔环境有助于减轻炎症性肠病症状。

徐锡涛

要点 86

炎症性肠病患者腰椎间盘突出该如何治疗？

腰椎间盘突出是临床上较为常见的脊柱退行性疾病之一，主要是因为腰椎间盘各部分，尤其髓核，有不同程度的退行性改变后，在外力因素的作用下，椎间盘纤维环破裂，髓核组织从破裂之处突出或脱出，导致相邻脊神经根遭受刺激或压迫，从而产生一系列临床症状，如腰部疼痛，单侧下肢或双侧下肢麻木、疼痛等。腰椎间盘突出的成因有很多，主要包括劳累、久坐、腰部外伤，以及生理性或者病理性病变等。主要症状包括以下几个方面。①腰痛：多表现为腰部疼痛、沉重、胀痛、隐痛等,严重时会影响日常活动和睡眠。②下肢疼痛:由于脊髓或神经根受压,可引起下肢放射痛、麻木、刺痛等,有时伴有肌肉无力、痉挛等表现。③神经功能障碍:严重的腰椎间盘突出可以压迫脊髓和神经根,导致大、小便障碍,会阴和肛周感觉异常,双下肢不完全性瘫痪等症状。

炎症性肠病通常只会侵犯和累及消化道黏膜组织,不影响腰部神经。近年的一些研究表明,炎症性肠病患者在治疗过程中需要长期使用糖皮质激素治疗,也会增加腰椎间盘突出的发生风险。临床上,妇科炎症、腰椎病变、泌尿系统疾病都可能造成腰痛。如果炎症性肠病患者有此症状,需要立即就医,在专科医生的指导下明确病因。

那么,如何区分是单纯的妇科炎症、腰椎疾病,还是炎症性肠病肠外表现累及呢?炎症性肠病相关的强直性脊柱炎主要表现为下腰痛和僵直,在疾病发作期间,患者可能还会出现以下症状。①早晨起床后腰部僵硬,往往需要1小时以上才能缓解。②脊柱肌肉疼痛和疲劳,容易出现肌肉萎缩。③疾病后期出现胸廓僵硬、呼吸不畅。④严重时还会出现脊柱弯曲,导致身高下降。通过影像学检查可以发现关节炎、韧带骨赘和骨增生,最后形成关节强直出现的典型的竹节样脊柱。由于磁共振(MRI)能够显示在出现骨损害之前的炎症病变,所以MRI是目前诊断强直性脊柱炎的金标准。

　　腰椎间盘突出的治疗方法包括非手术治疗和手术治疗。非手术治疗方法包括休息、物理疗法、按摩、针灸、热敷和冷敷等。药物治疗包括镇痛剂、非甾体抗炎药、肌肉松弛剂和神经阻滞剂等。手术治疗包括腰椎间盘摘除术、植入人工间盘、腰椎融合术等。

　　对于炎症性肠病患者而言,治疗腰椎间

盘突出时需要考虑其肠道病情和用药情况。在发病早期,应重视预防腰椎间盘突出的进展,方法包括:①保持良好的体态和姿势,减轻腰椎的负担;②避免长时间保持同一姿势,应定时起身活动;③避免突然扭转腰部或剧烈运动,以免增加腰椎间盘的压力;④坚持适度运动,保持腰部肌肉的力量和灵活性。一些药物可能影响手术治疗的效果和恢复期,这需要与治疗医生进行充分讨论。在治疗腰椎间盘突出时,注重预防和减少复发的风险也非常重要。

徐锡涛

要点 87

吃的脂肪还有好坏之分吗?

脂肪,也称脂肪酸,是一种重要的营养素。脂肪是身体所需要的三大营养素之一,另两大营养素为碳水化合物和蛋白质。脂肪是一种能量来源,同时也在体内执行其他重要的功能。脂肪在人体中有多种作用,比如:提供能量,维护脏器健康,为脂溶性维生素提供载体协助身体吸收维生素,维持身体温度等。很多人把"脂肪"与肥胖的身材、油炸的食品、某些心脑血管疾病的幕后黑手联系到一起,成为不健康的代名词,对它避之不及。也有很多人不分脂肪的来源以及摄入量,就把所有种类的脂肪都归入对身体有害的列表里，这种观点较为片面。实际上，我们摄入的脂肪也有好坏之分。

脂肪主要分为饱和脂肪、不饱和脂肪及反式脂肪：①饱和脂肪酸是由动物源的油脂、脂肪及一些加工和咸制食品里的植物油制作而成的。常见的含有饱和脂肪酸的食品包括黄油、奶酪、红肉、植物油中的棕榈油和椰子油。②不饱和脂肪酸通常来自植物源的油脂和脂质，如橄榄油、油菜籽油、葵花籽油、花生油等。不饱和脂肪酸对人体是有益的，能降低胆固醇，防止心血管疾病。③反式脂肪酸通常由植物油经过加氢反应制成，常见于多种食品，如炸薯条、炸鸡等快餐食品，及饼干、糖果等，反式脂肪酸会增加血液中低密度脂蛋白胆固醇（"坏"胆固醇）的含量，增加各种心脑血管疾病的发生风险。因此，人们应该尽量避免摄入含反式脂肪酸的食品。

炎症性肠病患者往往存在营养不良和微量元素缺乏的情况。对于炎症性肠病患者来说，适当摄入脂肪是合适的，但也需要格外注意。根据联合国粮油组织发布的《健康食用油的标准》，饱和脂肪酸应在 10% 以下，单不饱和脂肪酸应在 75% 以上，必需脂肪酸中亚麻酸与亚油酸的比例小于或等于 1∶4。最符合该标准的食用油有橄榄油、茶籽油、亚麻籽油、芥花油、核桃油等。以下是一些建议。

1.限制饱和脂肪酸的摄入。饱和脂肪酸会增加炎症反应，使肠道炎症加剧。避免食用高脂肪的肉类、黄油、奶油等食品，改为选择富含单不饱和脂肪酸和多不饱和脂肪酸的食品。

2.增加 ω-3 脂肪酸的摄入。ω-3 脂肪酸可以减轻炎症反应，对炎症性肠病有一定的治疗作用。可以摄入富含 ω-3 脂肪酸的鱼、亚麻籽等食品。

3.避免食用油炸、甜食等高油高糖的食品。这些食品会增加肠道负担,使炎症加重。应该改为选择清淡、易消化的食品。

4.遵循个体化饮食建议,根据自己的口味和消化特点,选择适合自己的脂肪含量。建议咨询营养科医生的意见。

徐锡涛

要点 **88**

叶酸怎么吃最有益？

随着医学知识的普及，相信成年人都知道，准妈妈、准爸爸在准备要宝宝之前，除基本的戒烟、戒酒之外，准妈妈最好在准备妊娠的前 3 个月开始摄取叶酸，叶酸的早期补充对宝宝健康是非常重要的。那么，除此之外，我们炎症性肠病患者平时需要常规补充叶酸吗？怎么吃最有益？

叶酸是人体必需的营养成分之一，有助于促进细胞生长和修复，并参与生成 DNA和 RNA 等重要的生化反应。叶酸对人体的重要作用早在 1948 年就已得到证实，人类如缺乏叶酸,最常见的比如可引起巨红细胞性贫血以及白细胞减少症。近年来,叶酸的研究取得了很大进展,发现它对我们的机体功能发挥了非常大的作用。一些研究表明,叶酸缺乏可能与神经系统疾病,如抑郁症、焦虑症、老年痴呆症等的发生风险增加有关。适当的叶酸补充则有助于预防一些心脑血管疾病、肿瘤和肝脏疾病的发生。而孕妇在孕期摄入足够的叶酸,能够有效预防胎儿神经管缺陷、多胎妊娠综合征、早产等产妇和新生儿疾病的发生。

炎症性肠病患者多数存在营养不良,且很多患者因疾病累及而行小肠部分或全部切除,往往影响叶酸的吸收,补充叶酸可以改善贫血、缓解肠道炎症和维持肠道健康。对于炎症性肠病患者来说,如何吃叶酸才能最有益呢?以下是一些建议。

❖ 多食用含叶酸的食物

炎症性肠病患者应该有均衡的饮食，在肠道疾病控制稳定的情况下，可酌情食用富含叶酸的食物，如绿叶蔬菜（菠菜、芦笋、西兰花、甘蓝等）、豆类（黑豆、青豆等）、坚果（松子、瓜子等）、鸡蛋等，这些都是很好的叶酸来源。患者可以将它们纳入自己的膳食计划，从而增加叶酸的摄入量。

❖ 采用叶酸补充剂

如果无法通过饮食摄取足够的叶酸，患者可以考虑采用叶酸补充剂。但是，叶酸补充剂需要在医生的指导下使用，具体用量及注意事项需要咨询医生。

❖ 注意叶酸的吸收

有些药物，如硫糖铝、磺胺药类柳氮磺胺吡啶（SASP）、氨甲蝶呤（MTX）会影响叶酸的吸收，所以在服用这些药物期间，如有必要,应该额外增加叶酸的摄入。同时,维生素 B_{12} 缺乏也会影响叶酸的吸收,所以炎症性肠病患者要确保摄入足够的维生素 B_{12}。

❖ 烹饪方式要正确

叶酸在水中易溶解,烹调时应尽量缩短食材在水中的时间。同时,叶酸也易被氧化破坏,应避免使用铁锅或在高温下烹调。蒸、煮都是较好的烹饪方法。

总之,炎症性肠病患者可酌情食用含叶酸的食物,如还需补充,可以在医生指导下采用适量的叶酸补充剂,同时注意叶酸与其他药物和维生素的相互关系。

徐锡涛

饮酒的危害

正所谓"美酒佳肴，畅意人生"，酒在人类社会发展中具有悠久的历史，与人们的生活息息相关。在社交场合中，饮酒能够让人更加自信和放松，提高与人交流的能力。长期以来，人们总是深信适量饮酒可以促进身体分泌多巴胺等多种令人愉悦的物质，产生放松、愉悦、舒畅等情绪，缓解压力，有助于降低冠心病、脑卒中和心肌梗死等心血管疾病的发生风险，饮用适量的红酒还可以防止衰老、减轻心血管压力、糖尿病和肝脏疾病等问题。

实际上，世界卫生组织（WHO）定义酒精

为一级致癌物，即使是少量摄入也不利于健康，大量的研究证据显示：①酗酒和饮酒过度会导致肝损伤和疾病，如脂肪肝、酒精性肝炎、肝硬化等。②饮酒会影响大脑功能，导致思维能力、记忆力、行为和情绪的变化，长期饮酒可能导致脑损伤和认知障碍。③饮酒会增加高血压、心脏病、脑卒中、癌症等慢性疾病的发生风险。④饮酒不当会导致失眠、嗜睡、疲劳等身体不适，反复饮酒还会影响免疫系统，降低身体的抵抗力。⑤饮酒会影响性功能，降低精子数量和质量，影响生育能力。⑥饮酒会增加意外事故和暴力的发生风险，因为酒精会影响判断力和身体协调能力，导致行为不当。

近年来，越来越多的研究揭示了饮酒与炎症性肠病之间的关系。炎症性肠病是一组慢性肠道疾病。这类疾病导致肠道组织受损和炎症反应，最终可能导致营养不良和肠癌等严重后果,已知从酒精饮料中摄入的乙醇会损害肠道屏障功能和渗透性,此外,饮酒也与促炎症途径有关。相关研究显示,短期饮酒可以降低 T 细胞活性,而长期饮酒会增加 TNF-α、白细胞介素-1 和白细胞介素-6 等炎症因子的释放。已有多项研究表明,饮酒与炎症性肠病之间存在显著的关联。一项针对近 5 万名女性的调查研究发现,每周饮酒频率增加,炎症性肠病的发生风险也增加。此外,研究表明,酒精摄入量与炎症性肠病患者的病情严重程度有关。饮酒过多可能导致肠道黏膜屏障受损、产生有害代谢产物和引起免疫异常反应等,从而促进炎症的发生和加重。

饮酒与炎症性肠病之间的关系仍需更多的研究来深入探讨。建议尽量少喝酒,最好不喝酒,因为酒精会刺激胃肠,增加发病风险或者加重病情,要养成良好的饮食习惯和生活习惯,这对缓和疾病有很大的帮助。

　　总之,无论是正常人还是炎症性肠病患者,我们都不建议饮酒。

徐锡涛

要点 **90**

怎么吃才能保持头发健康的建议

炎症性肠病是一类慢性、复发性的肠道疾病。这类疾病主要影响消化系统,但其他组织和器官的特征性改变也往往不可忽视,炎症性肠病可能对头发健康也产生影响。

一个人的头发健不健康,可以从以下几个方面进行观察。①光泽度:头发应该有光泽,不应该显得干燥、毛糙。②洁净度:头发应该干爽、清洁,不应该出现头皮屑、油腻等问题。③弹性:头发应该有一定的弹性,不易断裂或打结。④厚度:头发应该有一定的厚度,不应该过于稀疏或过于浓密。⑤生长速度:头发应该有一定的生长速度,不应该过于缓慢或过于快速。⑥颜色:头发的颜色应该自然、均匀,不应该过早出现变白或斑秃等问题。⑦掉发:每天掉落 50～100 根头发属于正常现象,如果头发掉落数量明显增加,可能是头发不健康的表现。⑧痒和发炎:头皮痒、发炎和剥落可能是头发不健康的表现,这些问题有可能是由过敏、感染或其他问题导致的。

炎症性肠病患者头发若出现上述表现,应该高度重视,特别是头发干枯或者掉发明显,应考虑可能是本身肠道疾病活动导致的贫血、营养不良或者药物性因素,应及时就医,进行相关评估和诊治。

炎症性肠病患者首先应该积极进行肠道疾病控制,改善营养状况,在此基础上可以通过合理的饮食措施来保持头发健康,但饮食方案应该因人而异,需要结合个人情况来制定。以下是与头发健康相关的一些营养素和食物,建议患者在专科医生和营养科医生的指导下制订饮食计划。

❖ **铁成分的摄入**

炎症性肠病患者易发生缺铁性贫血,缺铁可能导致头发脆弱和脱发。富含铁的食物包括瘦肉、鱼类、贝类、蛋类、绿叶蔬菜以及豆类等。

❖ **适当增加维生素摄入**

维生素 B、C、D、E 等对头发的生长、健康都有很大的帮助。炎症性肠病患者需要注意摄入这些营养成分。含维生素 B 较多的食物包括肝脏、牛奶、全麦面包、豆类、鸡蛋和绿叶蔬菜等。含有维生素 C 较多的食物包括柑橘类水果、西红柿、草莓、甜椒、菜花等。维生素 D 的主要来源是阳光,人体暴露在阳光下时会自行合成维生素 D。虽然很多食物中也含有维生素 D,但往往只含有极少量,无法满足人体需要。一般来说,一些动物性食物中含有维生素 D,如鱼类(鲑鱼、鳕鱼、金枪鱼、沙丁鱼等)、鱼油、奶制品(牛奶、酸奶、奶酪等)、蛋黄等。富含维生素 E 的食物有很多,如核桃、瘦肉、花生、蛋黄、卷心菜、玉米、菠菜等,还有猕猴桃、香蕉、苹果、梨等水果中也含有大量的维生素 E。

❖ 食用富含蛋白质的食物

蛋白质是构成头发的重要成分,炎症性肠病患者需要注意摄取富含蛋白质的食物,如鱼类、瘦肉、禽肉、豆类、坚果、乳制品以及蛋类等。

❖ 避免摄入过多的油脂

油脂过多会使头发变油、闷热,不利于头发健康。炎症性肠病患者在饮食中应该避免摄入过多的油脂,如油炸食品、糖果等。ω-3

脂肪酸有助于促进头发生长和减少头发掉落。含 ω-3 脂肪酸较多的食物包括鱼类、坚果、鱼油等。

❖ 饮食均衡

吃得太咸、太甜或太油腻不仅会造成营养代谢性脱发，还会让头发变得干枯、毛糙。炎症性肠病患者需注意饮食均衡，摄入充足的营养物质，如糖类、蛋白质、脂肪、维生素、矿物质等，保证身体健康，从而保持头发健康。

总之，炎症性肠病患者应当与医生一起制定恰当的营养方案，包括摄入足够的蛋白质、维生素、矿物质和水等。需要定期进行检查和监测，以确保所需营养素充足摄入，必要时还要服用相关的营养补充剂来保持头发健康。

徐锡涛

预防晚年残疾

人们通常会憧憬"采菊东篱下,悠然见南山"的晚年生活。然而,随着我国进入中度老龄化社会,老年群体在整个人口的占比越发增长,人口老龄化程度不断加深。随着年龄的增长,身体各项机能退化和慢性病并发症的出现,老年群体残疾比例越来越高。这也给我国的公共服务供给带来巨大挑战。晚年残疾一般指 60 岁及以上的人因疾病、意外伤害等,部分或全部失去身体功能,导致行动不便、自理能力下降等的情况。常见的晚年残疾包括以下几个方面。①运动障碍,如关节炎、肌肉萎缩、脊柱侧弯、帕金森病等。②视觉障碍，如白内障、青光眼、黄斑变性等。③听力障碍，如老年性耳聋等。④言语障碍，如失语症等。⑤神经系统疾病，如脑卒中、老年痴呆症等。晚年残疾对老年人的身体、心理健康和生活质量均会造成很大的影响。

炎症性肠病是一种慢性复发性的胃肠道炎症性疾病，肠道的慢性炎症会加速身体机能的衰老进程，进而形成更为严重的衰弱状态。由于疾病持续时间长、病情严重、并发症多，导致患者慢性肠道损伤和功能障碍，日常生活能力下降，甚至完全丧失生活独立能力。

早诊断、早治疗和预防并发症成为预防炎症性肠病患者晚年残疾的关键点。患者应积极复诊，定期随访，及时调整治疗方案，避免疾病反复或加重；注意合理饮食，避免食用刺激性食物；维持优良的生活习惯和情绪状态，避免过度疲劳和精神压力；同时，加强运动锻炼，预防肠道功能退化和肌肉萎缩。

炎症性肠病患者晚年残疾的预防具体包括以下几个方面。

❖ 积极治疗

在炎症性肠病的治疗中，充分控制病情是避免晚年残疾的重要措施。有必要定期进行内镜、影像等检查评估，留意病情的变化，及时调整治疗计划。

❖ 饮食调整

合理膳食是预防炎症性肠病患者发生并发症的有效方式。例如，避免吃辛辣、油腻等易刺激肠道的食物，适当增加膳食纤维摄入，保持肠道健康。

❖ 积极锻炼

多参加适当的运动有利于加强身体的机能和抵抗力，降低疾病发生率。

❖ **注意生活卫生**

保持身体清洁、避免去往疫区、避免交叉感染等,能预防感染,尤其是使用免疫抑制剂的患者更需要注意生活卫生。

❖ **定期体检**

对于炎症性肠病患者而言,定期体检能够及早发现肠癌等恶性疾病,降低并发症的发生率。

总之,炎症性肠病患者要在专科医生的指导下进行疾病早期诊断、病情监测和及时调整治疗方案,积极预防并发症,避免晚年残疾的发生。

徐锡涛

要点 **92**

元宵的合理食用

　　"元宵"又称"汤圆"或"汤团",由于煮熟了浮在水上,所以在古代又称它为"浮圆子"。其南北方称法各异,是中国的传统糕点之一。元宵节吃元宵是一个传统节日习俗,意喻团团圆圆、平平安安。元宵由糯米制成,或实心,或带馅,口味可以分为两种,一种是以豆沙、白糖、山楂、各类果料等为馅料的甜元宵,另一种是以猪肉、牛肉、鲜虾、大葱等为馅的咸元宵。元宵中含有大量的糖和蛋白质,其中的糖类提供能量,蛋白质则为身体提供所需的氨基酸。此外,元宵中还含有一些维生素和矿物质,如 B 族维生素、铁、锌等。

糯米类食物是以糯米为主要原料制作的食品,是中国传统的重要食物之一。糯米类食物有很多种,包括糯米饭、糯米团、粽子、饹子、元宵等。糯米类食物的特点是口感糯软、味道香甜且具有一定的黏性。糯米类食物在中国传统的农事活动、节日和婚礼中扮演着重要的角色,也是中国家庭日常饮食中不可缺少的一部分。糯米中的碳水化合物含量较高,热量也较高。

但是元宵等糯米类食物适合于每个人吗？炎症性肠病患者能吃吗？应该如何健康地食用？

炎症性肠病患者因肠道受损而易出现消化不良、腹胀、腹泻等症状。因此,建议炎症性肠病患者在饮食上要注意避免过于油腻、难以消化的食物。元宵等糯米类食物属于高糖、高脂肪、难消化的食物,易引起胃肠道不适和消化不良等症状。如果炎症性肠病患者病情较严重或对食物过敏,最好避免食用。即使患者病情较轻,也应该注意食用量不要过多,避免病情加重。建议在饮食上多食用易消化的食物,如米饭、面条、蔬菜和水果等,同时避免油腻、辛辣等刺激性食物。如有需要,应咨询专科医生的意见,合理的食用建议如下。

❖ **控制食用量**

建议每日摄入量不超过 200 克,可以将元宵等糯米类食品分几次食用,避免一次性食用过多。

❖ **组合食用**

可以将元宵等糯米类食品与蔬菜、水果等搭配食用,增加膳食纤维和维生素的摄入量,减少热量过高对身体的影响。

❖ **避免过于油腻**

糯米类食物通常会经过油炸、烤制等加工过程,易沉淀大量油脂,建议选择清淡口味的食品,或者在加工过程中尽可能减少油的使用。

❖ **合理选择食材**

可以选择低糖、低脂肪的糯米类食品,也可以加入一些健康食材,如芝麻、豆浆等,增加其营养价值,减少对身体的伤害。

总之,元宵等糯米类食品可以适当食用,但是要控制食用量,并且合理搭配食材,注意保持营养均衡,以达到健康饮食的目的。

徐锡涛

要点 93

月饼食用宜与忌

月饼是家喻户晓的传统食品,深受大家的喜爱,象征着团圆和睦,是中秋时节朋友间用来联络感情的重要礼物,是中秋节必食之品。月饼最早并不叫月饼,而叫胡饼。传统的月饼是由面粉、油脂、糖、果仁、豆沙及其他辅料烘烤而成的,营养价值较高,含大量的糖、脂肪、蛋白质、无机盐和维生素等。随着社会的发展,月饼的制作越来越精细,品种也越来越多,出现了各种不同馅料的月饼,如莲蓉、豆沙、五仁、核桃、枣泥等。近年,市面上还出现了各种创新口味的月饼,如冰皮月饼、咖啡口味月饼、绿色素食月饼等。

但对于炎症性肠病患者而言,月饼属于高糖分、高油腻、高脂肪的食物,其消化难度较高,食用过多后肠胃负担较重,会刺激肠道加重炎症反应。因此,在食用月饼时要选用少油少糖、低蛋白、低粗纤维的种类,如传统的双黄莲蓉月饼或低脂肪的水果月饼。同时,建议炎症性肠病患者在食用月饼时注意分量大小,尽量少食多餐,以免加重肠道负担。在食用任何食物时,炎症性肠病患者应该听从医生建议,遵循自己的饮食原则,控制好病情。以下具体意见供参考。

❖ **避免过度食用**

月饼属于高热量、高脂肪、高糖的食物,如果炎症性肠病患者的肠道病情处于缓解期,一般可以少量食用。但是,如果病情比较严重,建议不要食用,因为月饼里的糖分以及盐分含量都比较高,进食后不易被消化,严重者甚至发生肠道梗阻等并发症,不利于疾病康复。

❖ 注意选择成分

月饼内含有的成分,如豆沙、莲蓉、蛋黄等,对炎症性肠病患者并不太适合,因为这些食物都含有较高的纤维和油脂,易造成肠道反应。

❖ 建议选择低脂低糖月饼

在购买月饼时,患者应尽量选择低脂肪、低糖度月饼,同时要格外注意月饼包装上的成分表,以选择适合自己的月饼。

❖ 遵循适量的原则

炎症性肠病患者进食月饼应遵循适量的原则,食用量不宜过多,避免给肠道带来过多的负担,可以选择在两餐间隙适当进食。

❖ 注意月饼的保存

　　月饼购买后,应放置在干燥、阴凉、通风的地方,避免放置在太阳下暴晒或潮湿的地方,防止月饼变质和细菌滋生,避免因为食用过期或变质食品而导致肠道疾病加重。

徐锡涛

要点 **94**

杂粮的合理食用

　　杂粮通常是指水稻、小麦、玉米、大豆和薯类五大作物以外的粮豆类作物,包括糙米、小米、高粱、荞麦、薏米、黑米、燕麦、红豆、绿豆、黑豆、青豆、花生等。其特点是生长期短、种植面积小、种植地区特殊、产量较低,一般含有丰富的营养成分。中国营养学会发布的《中国居民膳食指南》建议,每天最好吃 50～100 克粗粮、杂粮和全谷类食物,以确保营养均衡。五谷杂粮不仅可以果腹,而且是五脏食疗的好食材。"人吃五谷杂粮,才能少生病"的俗语也深入人心。现在越来越多的人有意识地将杂粮融入日常饮食中。

❖ 杂粮对人体健康的益处

　　杂粮富含多种营养素,如蛋白质、矿物质、维生素、膳食纤维等,对人体健康具有很多益处,主要包括以下几个方面。

　　(1)富含纤维素:杂粮中含有丰富的不溶性膳食纤维和可溶性膳食纤维,能促进肠道蠕动,排泄体内废弃物,预防便秘、痔疮及肠癌等肠道问题。

　　(2)提高饱腹感:杂粮中的膳食纤维可减缓消化吸收,使人产生饱腹感并增加进食控制,有助于调控体重和减少饥饿感。

　　(3)降低心血管疾病风险:杂粮中的维生素和矿物质含量高,并富含不饱和脂肪酸,有助于降低胆固醇、血压、血糖及脂肪氧化和血液凝集,从而预防和缓解心血管疾病。

　　(4)增强免疫力:杂粮富含维生素 B、E、C

和矿物质等营养物质,有助于增强免疫力和保持身体健康。

(5)延缓衰老:杂粮中含有丰富的抗氧化物质,如多酚类化合物,可预防自由基引起的细胞损伤,有助于延缓细胞衰老。

一些研究表明,杂粮含有丰富的膳食纤维可以增加肠道内益生菌的数量。与大米相比,杂粮饮食可以降低炎症性肠病的发生风险,减少有害菌的生长,从而维持肠道菌群平衡,降低肠道炎症级别。此外,一些杂粮具有抗氧化、抗炎和免疫调节作用,如燕麦中的β-葡聚糖、荞麦中的芦丁和大豆中的异黄酮等,这些成分可以减轻肠道炎症和炎症性反应,从而缓解炎症性肠病的症状。

不过,由于炎症性肠病的症状和程度因人而异,对于某些人而言,特定的杂粮可能会加重症状或引起不适。因此,应根据个人情况选择适合自己的食物。在选择杂粮食品时,建议选择天然、未加工、低糖、低盐、低脂肪和不含添加剂的杂粮,以获得更多的健康益处。同时,应注意适量饮水,以确保充足的水分摄入,促进肠道蠕动和预防便秘。

❖ 食用杂粮时的注意事项

炎症性肠病患者在食用杂粮时应注意以下几点。

(1)选择易于消化的粗粮,如糙米、糙米粉、玉米、黄米等;避免食用纤维含量较高的杂粮,如燕麦、芝麻、糙麦、燕麦片等。

(2)食用时加工烹制,将杂粮加工成粥、饭等易于消化的形式,以减少肠道对其粗纤维的刺激。

(3)避免过度食用。过多食用杂粮易引起胀气、胃胀等不适症状,因此不要一次过量食用,可慢慢适应,克罗恩病患者常有肠道狭窄梗阻,粗纤维不易通过,加上肠道累及范围广，一旦过多纤维食物进入狭窄上方会引起收缩而出现腹痛，应避免吃粗粮、玉米饼等高纤维食品，以免食物残渣过多而加重梗阻。

（4）结合个人情况选择。不同患者的病情及身体状况各不相同，需根据自身情况选择适合自己的杂粮类型及摄入量，可以准备一个饮食日记本，记录所吃的食物种类及饮食后的不良反应，建立个人不耐受食谱。

徐锡涛

要点 **95**

怎样缓解女性生理痛？

女性生理痛也就是痛经，是指女性在月经期间或经前期出现腹部、腰部或腿部等阵发性或持续性疼痛的一种常见病症。主要表现为：①月经来时或经前期腹部疼痛，疼痛发生在月经周期的前 2～3 天，且疼痛短暂，可自行缓解；而有些人则在来月经的前一周就开始出现阵发性腹痛，呈钻痛或绞痛，疼痛持续时间较长。②腹部饱胀、麻木、不适，部分人还会在疼痛期间出现腰部或下腹部胀气、不适等症状。痛经是最常见的妇科症状之一。据统计，至少有 16.8％的女性深受痛经的困扰,它不仅影响了女性的正常生活和工作,而且她们会出现情绪不稳定、易激动等心理症状。

❖ **痛经的原因**

痛经的主要原因可以分为生理和病理两种。

(1)生理性痛经:是由于女性生理周期内子宫内膜脱落并排出体外,导致子宫收缩而引起的疼痛。这种痛经通常从青春期初开始,并随着年龄的增长而逐渐减轻,大多数女性会经历。

(2)病理性痛经:是由于某些病理因素引起的疼痛。例如:①子宫内膜异位症:子宫内膜生长在子宫外的部位,也会跟随生理周期而脱落,引起疼痛。②子宫肌瘤:子宫平滑肌细胞增生形成的肿瘤,会导致痛经、月经过多等症状。③盆腔炎症:盆腔内的感染会引起疼痛,并可能导致不孕不育。④卵巢囊肿:卵巢内形成的囊肿可能会因为排卵不畅或其他原因而破裂,引起疼痛。⑤宫颈糜烂:宫颈炎症可以引起痛经和月经过多等不适症状。

❖ **炎症性肠病与痛经**

炎症性肠病看似与痛经毫无关联,但是有研究表明,女性炎症性肠病患者中出现痛经的比例会明显高于普通人群。这可能与炎症性肠病引起的炎症反应和高度应激状态有关。患者的痛经可能是由月经引起的,也有可能是由肠道炎症影响或其他因素引起的。如果经期感觉腹部右侧中下部痉挛和疼痛,则可能是克罗恩病引起的;痉挛出现在左下腹部则可能涉及溃疡性结肠炎。同时,疾病引起的痛经还会伴有腹泻或便秘等严重排便变化,在大便后感觉肠道未完全清空、粪便带血、体重减轻、发热和疲劳等症状。此外,类固醇和非甾体抗炎药等药物也可能诱发或者加重痛经。因此,对于女性炎症性肠病患者来说,建议在医生的指导下查找病因,选择合适的治疗方案,避免药物使用不当,尽量调整生活方式和饮食习惯,避免过度精神和体力负荷,同时可以适当采用药物治疗缓解症状。

❖ **缓解疼痛的方法**

女性炎症性肠病患者在月经期间出现痛经的症状时,可采取以下建议缓解疼痛。

(1)使用非甾体抗炎药(NSAIDs):如布洛芬等,可以缓解痛经引起的疼痛。但是,炎症性肠病患者需要谨慎使用非甾体抗炎药,因为这些药物可能引起胃肠道溃疡和出血。一些研究表明,非甾体抗炎药的频繁使用可能与炎症性肠病患者的炎症增加有关。低剂量可能不会对炎症性肠病产生影响。但是,每月使用5次以上的非甾体抗炎药与克罗恩病的活动性有关。

(2)应用热敷:在痛经期间,热敷可以缓解疼痛。可以将热水袋或温暖的毛毯放在腹部。如果热敷导致胃肠道不适，应立即停止使用。

（3）生活习惯的调整：运动可以促进血液循环和缓解痛经。炎症性肠病患者应与医生协商运动方案。适当的休息和睡眠，以及健康的饮食和身心放松技巧，也可以有助于缓解痛经。

（4）避免食用刺激性食物：炎症性肠病患者应避免食用刺激性食物，如咖啡、辣椒、油炸食品等，因为这些食物可能引起胃肠道不适，加重痛经。

（5）药物治疗：如果痛经影响了炎症性肠病患者的生活质量，医生可能会考虑给予药物治疗，如口服避孕药等。

如果痛经严重，建议寻求专科医生的帮助进行诊断，并根据诊断结果选择合适的治疗方法。

徐锡涛

长期熬夜真的会使人变傻吗?

"我熬的不是夜,是自由。"在生活节奏快、工作压力大、电子产品泛滥的时代,大家从早到晚都处于忙碌的状态,只有睡觉前的几小时可以甩掉疲惫,自由支配时间。但我们都知道自由的代价是健康受损。一般来说,夜间超过 12 点睡觉就算熬夜。熬夜会影响人体的生物钟甚至对大脑造成不可逆的伤害,导致健康问题,如疲劳、头痛、注意力不集中、记忆力下降,甚至"变傻"等。

对于炎症性肠病患者而言,熬夜会打乱

正常的作息时间,影响人体的生理周期和节律,进而影响身体的健康状况和免疫力。熬夜会对炎症性肠病患者的生理和心理机能造成直接或间接的影响,可能会造成疾病急性发作、加重病情、活动期延长等负面影响,主要包括以下几个方面。

(1)加重肠道炎症:熬夜会破坏正常的生物钟和睡眠规律,导致身体产生压力,这会加重肠道炎症,使炎症性肠病症状加剧。一项研究发现,熬夜可能会增加炎症性肠病患者急性发作的风险。研究人员观察了140名炎症性肠病患者的就诊记录,并发现就诊当日前一晚睡眠不足的患者急性发作的发生率更高。另一项研究显示,长期失眠和熬夜可能导致肠道菌群紊乱,从而加剧炎症性肠病症状。研究人员用小鼠做实验,在让它们长期失眠和熬夜后,发现小鼠的肠道菌群发生了改变,并出现了炎症性肠病症状。而在这些小鼠恢复正常的睡眠节律后,肠道菌群也恢复了正常,并且炎症性肠病症状得到了缓解。

(2)消化系统紊乱:睡眠不足和熬夜会影响肠道蠕动,导致消化系统紊乱,使炎症性肠病症状加剧。此外,熬夜还会影响食欲和胃部酸度,导致胃肠道不适。

(3)影响免疫系统:睡眠对免疫系统至关重要,熬夜会影响免疫系统的正常运作,从而增加感染和炎症性肠病发展的风险。

(4)影响心理健康:熬夜会对心理健康造成负面影响,引起焦虑、紧张等情绪问题,进而影响炎症性肠病的治疗。

(5)影响治疗效果:熬夜会影响肠道的正常代谢和吸收功能,导致药物吸收和代谢障碍,从而影响炎症性肠病的治疗效果。

❖ **预防熬夜的方法和建议**

预防熬夜的方法和建议如下。

(1)维持良好的睡眠习惯,尽量保证每晚7～8小时的睡眠时间。

(2)避免在晚上喝咖啡或其他含有咖啡因的饮料。

(3)保持室内环境舒适,保持适宜的温度和湿度。

(4)在工作中间休息,可以远眺窗外、做伸展操等。

(5)尽量避免工作过量,合理规划时间和分配任务。

(6)保持饮食均衡,多摄入富含维生素和矿物质的食物。

(7)在需要熬夜的情况下,可以熬夜前先小睡一会儿,或者在熬夜中间适当休息,保证身体得到休息。

综上,熬夜的危害是巨大的,熬夜可能对炎症性肠病的复发和加重有一定影响。因此,炎症性肠病患者需要保证规律的睡眠和情绪状态,以减少疾病的复发和加重。

徐锡涛

要点 97

用怎样的生活方式预防心血管疾病?

心血管疾病是指影响心脏和血管系统的一类疾病,包括冠心病、高血压、心肌病、动脉硬化、心律失常、心脏瓣膜病等。它们有着相似的病因、临床表现以及治疗方法,都会严重危害人的健康和生命。心血管疾病是当今世界范围内最主要的死亡原因之一。近年来,我国心血管疾病发病率逐年增加,且患病年龄趋于年轻化,更需要加强预防。

引起心血管疾病的因素有很多,主要包括高血压、高胆固醇、糖尿病、吸烟、肥胖等,与年龄和遗传因素也密切相关。炎症性肠病与心血管疾病之间存在复杂的关系。研究表明,炎症性肠病患者长期遭受炎症刺激,导致心血管疾病的发生。与一般人群相比,炎症性肠病患者发生静脉血栓栓塞的风险增加了2.5倍,发生动脉粥样硬化性心血管疾病的风险增加了1.2倍,发生心衰的风险增加了2倍,炎症性肠病患者的高凝状态还会引起静脉血栓栓塞事件。另外,有关炎症性肠病的持续炎症和细胞因子的研究表明,肠道炎症会导致内皮细胞损伤和动脉粥样硬化,这些病理生理学变化会导致心肌梗死和脑卒中的发生。此外,长期使用治疗炎症性肠病的免疫抑制剂和类固醇也会导致高血压和糖尿病等心血管疾病的发生。因此,炎症性肠病伴有心血管疾病高危因素的患者应该与医生充分沟通,权衡利弊,谨慎选择治疗药物。

关于炎症性肠病患者预防心血管疾病,有以下几点建议供参考。

❖ **控制炎症性肠病**

炎症性肠病会引起全身性炎症反应，导致血管内皮功能障碍和动脉硬化，因此要积极控制炎症性肠病的病情，避免疾病进展。疾病处于缓解期的患者，静脉血栓栓塞事件发生率较低。

❖ **合理饮食**

炎症性肠病患者应当注意饮食均衡和多样化，控制脂肪、胆固醇和食盐的摄入量；另外，可以适当增加鱼、虾、蟹等含 ω-3 不饱和脂肪酸的食物的摄入量，有助于降低血脂、预防心血管疾病的发生。

❖ **停止吸烟**

吸烟是心血管疾病的主要危险因素之一，而炎症性肠病患者具有较高的吸烟率，因此应当停止吸烟。

❖ 适量运动

适当的有氧运动可以提高心肺功能,改善血管内皮功能,控制体重,预防心血管疾病。但是炎症性肠病患者应当遵医嘱,根据个人病情和身体状况选择合适的运动方式和运动量。

❖ 注意心理健康

心理应激和抑郁症状会影响心血管健康,因此炎症性肠病患者也应当注意自己的心理健康,可以寻求心理咨询和支持,参加心理治疗等方式缓解心理压力,提高生活质量。

综上所述,建议炎症性肠病患者密切关注心血管危险因素,例如高血压、高胆固醇和肥胖等,定期进行心血管疾病筛查和心血管评估。同时,采取措施控制或减轻炎症性肠病的炎症和症状,以确保患者心血管健康。

徐锡涛

正确认识抑郁症

抑郁症是一种常见的情感障碍，以显著且持久的心境低落为主要临床特征，是心境障碍的主要类型。抑郁症在当今人群中并不少见，这是由多种因素而导致的一种疾病。最主要的症状是持久性的情绪低落、兴趣衰退，或长时间处于强烈的悲伤、无助、无望、自责、内疚、消极和压抑等情绪中。抑郁症对身体、情感、认知、行为和社交等方面的影响非常大，可能导致身体疲劳、食欲减退、失眠、注意力难以集中等问题。轻度抑郁通过短期心理治疗或药物治疗即可改善，而中度或重度抑郁症可能需要长期的心理治疗和药物治疗。抑郁症不仅会对患者本人造成影响,而且也会对其家庭和社会造成影响。

❖ **抑郁症的原因**

抑郁症的原因可以是多种多样的,包括以下几个方面。

(1)生物因素:抑郁症与遗传有一定关系,如果家族中有人患有抑郁症,那么个体患病风险会增加。此外,神经递质的异常、激素水平的变化、睡眠障碍等也会影响情绪。

(2)心理因素:压力大、孤独、人际关系问题,及自卑感、挫败感等心理问题,都会对情绪产生负面影响。

(3)社会因素:现代社会的竞争压力、环境污染等社会问题也会加重抑郁症的发生。

(4)药物因素:有些药物的副作用可能引起抑郁症,比如某些降压药、激素、镇痛药等。

(5)疾病因素：某些疾病，如甲状腺功能减退、贫血、癌症等，也会影响心理健康。

❖ **炎症性肠病与抑郁症**

有研究表明，炎症性肠病患者出现精神疾病的风险增加，包括抑郁症、焦虑症、帕金森病和痴呆症等。一方面，在与炎症性肠病相关的精神疾病中，抑郁症的关联最为明确。这可能是因为炎症性肠病会影响患者的生活质量和社交活动，导致患者情绪和心理状态下降。另外，炎症性肠病也会导致身体状况恶化，如疼痛、疲劳和营养不良等，这些都可能激发抑郁症。另一方面，抑郁症可能会加重炎症性肠病的症状和疾病进展。精神压力和情绪低落可能影响肠道菌群平衡和免疫系统功能，从而加重炎症性肠病的症状。此外，使用一些抗抑郁药物也可能影响肠道菌群和免疫系统，从而干扰炎症性肠病的治疗效果。

❖ **心理支持和治疗**

抑郁症并非态度问题,它通常由基因和环境等多种因素共同作用引起。而对于患者来说,当被抑郁症困扰时,应该寻求专业的医疗帮助,而不是单纯地认为换个心态、积极面对生活就可以解决问题。正确地认识和对待抑郁症,可以帮助患者更好地管理和治疗自己的疾病,并重建自己的生活。

对于炎症性肠病患者,控制情绪、维持精神健康尤其重要。在治疗炎症性肠病的过程中,尽可能地为患者提供必要的心理支持和治疗。

(1)及时治疗原发病:对于炎症性肠病患者来说,及时治疗可以减轻肠病症状,同时也能降低抑郁症的发生率。

(2)鼓励积极参加社交活动:炎症性肠病患者需要积极融入社交圈子,参加一些群组活动,从而能够获得情感上的支持。

(3)健康饮食:炎症性肠病患者需要遵循健康的饮食习惯,有助于保持身体健康,减轻炎症症状,从而更易保持心情愉快。

(4)锻炼身体:适当锻炼可以缓解炎症性肠病症状,同时能够促进身体健康和精神健康。

(5)找到并采取有效的情绪调节方法:在炎症性肠病治疗和日常生活中,炎症性肠病患者需要找到并采取有效的情绪调节方法,如心理疗法、冥想、瑜伽等,有助于减轻抑郁情绪。

(6)寻求专业帮助:如果患者感到自己无法应对情绪问题,应该寻求特别的帮助,如咨询心理医生或参加专门的心理治疗。

徐锡涛

要点 99

为什么有的补品还会诱发疾病?

生命的健康是一个永恒的话题。当今人们面临着退化性疾病和生态环境恶化的巨大威胁,食物质量下降,导致现代人普遍营养缺乏。"亚健康"似乎成为现代人的"通病",健康话题更引人关注。而补品能够为人体提供一些必需营养素,可以帮助人体维持健康、预防某些疾病,也可以治疗某些因缺乏营养素导致的病症。

❖ **常见补品的分类**

常见的补品大致可以分为 5 类。

（1）维生素类：不同种类的维生素对身体不同部位有不同的作用。

（2）矿物质类：包括锌、铁、钙、镁、硒等。这些矿物质类补品可以调节机体功能。

（3）氨基酸类：包括9种必需氨基酸和其他非必需氨基酸。氨基酸可以形成蛋白质，蛋白质是细胞结构和功能的基石，对健康十分重要。

（4）益生菌类：包括乳酸菌、双歧杆菌等。益生菌类能够保护肠道健康，促进食物消化和营养吸收。

（5）含有中草药成分的补品：比如人参、灵芝、膏方、蜂王浆、铁皮枫斗等。

需要注意的是，补品并不是健康饮食的替代品，而是在保证正常饮食基础上的补充。补品的使用需要遵循正确的用法、用量，并根据个人的身体状况和需求进行选择。建议在使用补品前咨询专业人士。

❖ 炎症性肠病患者的补品选择

关于炎症性肠病患者是否可以吃补品的问题,建议患者在医生的指导下选择适合自己的补品。炎症性肠病患者的身体状态常比较复杂,需要综合考虑多方面因素,如肠道炎症的严重程度、消化系统的功能状态等,因此不能随意选用补品。一些常见的补品如果使用不当,也可能加重或诱发炎症性肠病。例如,某些维生素、矿物质和膳食纤维等营养素可以帮助缓解炎症性肠病症状,但过量摄入可能增加炎症性肠病的复发风险。另外,一些补品(如蛋白质粉、氨基酸等)可能含有过多的添加剂、药物或其他有害成分,可能会对肠道健康产生负面影响,甚至加重炎症性肠病。

因此,建议在医生的指导下,根据自己的身体状况和诊断结果,选择合适的补品进行补充。同时,也要注意饮食调节,保持健康均衡的饮食习惯,有助于维持身体健康。

炎症性肠病患者在选择补品时需要注意以下几点。

(1)避免过度使用:长期过量摄入补品会导致肝肾功能受损,身体负担过大。

(2)免疫力下降:补品中的某些成分可能会抑制炎症反应,但同时也会降低免疫力,让身体更易受感染。

(3)不符合治疗方案:补品不是炎症性肠病患者的主要治疗手段,应该根据医生的建议进行治疗。在选择和使用任何补品之前,必须咨询医生,以确保该补品不会与当前的炎症性肠病治疗相冲突。

(4)可能加重症状:炎症性肠病患者的消化系统可能较为敏感,某些补品可能会加重炎症症状,例如绿茶和辣椒可能会刺激肠道,应选择易消化的补品。

(5)不适合每个人:每个人对补品的反应

不同,有些人可能会有不良反应,如乳糖不耐受者不能摄入含乳糖的补品。人参、灵芝、膏方、铁皮枫斗等中草药或保健品虽然具有一定的保健功效,但对炎症性肠病患者的具体治疗作用还需要进一步研究和探讨。并且在使用中草药或保健品的过程中需要注意选择正规渠道购买,严格按照使用说明进行使用,并及时咨询医生。

(6)持续监测:随着治疗的进展和身体状况的变化,补品的使用也需要不断调整。因此,炎症性肠病患者需要持续监测营养摄入情况,并与医生保持沟通。

总之,炎症性肠病患者在选择补品时需要谨慎,服用补品要讲科学,切不可盲目滥吃。最好在医生的建议下进行选择和使用,并尽可能选择有质量保障的补品。

徐锡涛

感谢以下基金项目对本书内容出版的支持（按拼音字母排序）：

◇ 上海交通大学医学院附属仁济医院宝山分院 2023 科普项目基金（2023-ykpsj-01）

◇ 上海交通大学医学院附属仁济医院临床科研创新培育基金（RJPY-LX-004）

◇ 上海市宝山区科学技术委员会 2022 年度医学卫生项目（2023-E-13）

◇ 上海市宝山医学重点学科和特色品牌建设－重中之重学科建设项目（BSZK-2023-Z06）